滑膜调节交叉韧带修复的力学生物学机制研究

■ 张艳君 著

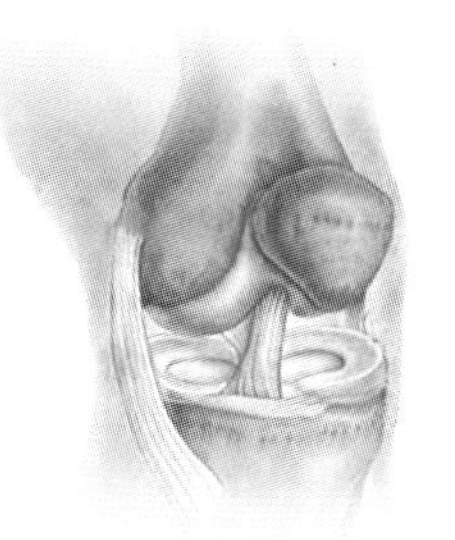

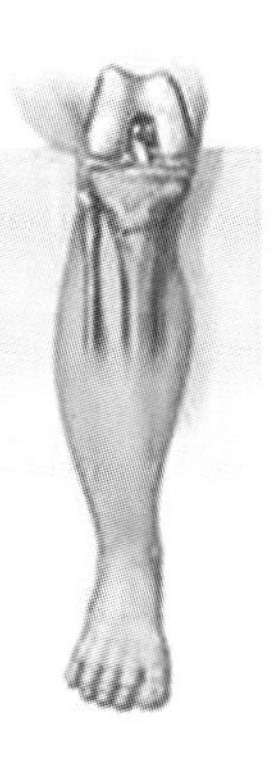

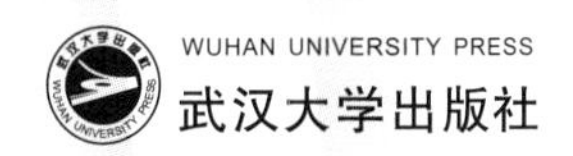

图书在版编目(CIP)数据

滑膜调节交叉韧带修复的力学生物学机制研究/张艳君著.—武汉:武汉大学出版社,2022.5

ISBN 978-7-307-22848-1

Ⅰ.滑… Ⅱ.张… Ⅲ.滑膜—关节韧带—修复术—生物力学—研究 Ⅳ.R686.5

中国版本图书馆 CIP 数据核字(2022)第 014039 号

责任编辑:杨晓露　　责任校对:汪欣怡　　版式设计:马　佳

出版发行:**武汉大学出版社**　(430072　武昌　珞珈山)

(电子邮箱:cbs22@ whu.edu.cn 网址:www.wdp.com.cn)

印刷:武汉科源印刷设计有限公司

开本:787×1092　1/16　印张:6.5　字数:154 千字　插页:1

版次:2022 年 5 月第 1 版　2022 年 5 月第 1 次印刷

ISBN 978-7-307-22848-1　定价:29.00 元

前　言

近年来，随着竞技体育运动的普及开展及交通事故的日益增多，膝关节交叉韧带损伤日益增多。膝关节交叉韧带损伤是一种高能量损伤，若不及时治疗会造成膝关节失稳，可引起半月板损伤和退行性关节炎等继发损伤，严重影响患者的日常生活和运动功能。遗憾的是交叉韧带断裂后不能像内外侧副韧带一样进行自我修复，即使手术将撕裂端缝合，也难以愈合，这一难题多年来一直困扰着生物医学界和临床医学界。目前，针对受损交叉韧带无法自我修复这一难题，临床主要使用自体移植、异体移植和人工合成材料进行交叉韧带重建。虽然重建手术被认为是治疗交叉韧带损伤的金标准，但手术仅能对患者的解剖结构进行重建，仍然无法完美重现交叉韧带原始的复杂的运动生理功能。当前关于交叉韧带损伤的研究主要集中在重建手术，而对其损伤与修复机理的研究甚少。因此，从受损交叉韧带的修复机理入手探讨其无法修复的原因，从而有针对性地做出调控，是一种不需要外科手术就可以使损伤的交叉韧带自我功能性修复的好方法。

受损交叉韧带无法自我修复与其自身存在的各种先天性遗传性因素有关，如细胞增殖、细胞迁移、细胞外基质合成水平以及细胞外基质合成与降解的平衡关系，其中基质金属蛋白酶和赖氨酰氧化酶参与了细胞外基质降解与合成的平衡的调节。除了上述交叉韧带自身存在的因素外，受损交叉韧带无法自我修复还受到自身所处外界环境，也就是关节腔微环境的影响。在正常生理情况下，关节腔微环境调节着关节腔内组织代谢过程，为关节腔组织提供养分和能量。交叉韧带受损会造成关节腔微环境生物物理和生物化学因素的改变，这些改变的因素会进一步调控交叉韧带的修复过程。动物研究发现，对交叉韧带产生降解作用的基质金属蛋白酶除了部分来自其韧带本身，还有部分基质金属蛋白酶来自关节内其他组织(如滑膜组织、半月板和关节软骨)，其中滑膜组织作用最显著，并提出了滑膜在关节腔内具有微环境调控作用。为了更深入地探讨交叉韧带受损后滑膜的关节腔微环境调控作用，本书主要从交叉韧带损伤以后关节腔内力学和化学因素变化入手，在细胞水平上介绍力学因子与细胞因子对滑膜成纤维细胞中基质金属蛋白酶和赖氨酰氧化酶表达的影响，进而做出针对性调控，以期提高受损交叉韧带的自我修复能力。

全书共分7章，分别介绍了单一滑膜细胞培养条件下力学刺激、炎症因子以及生长因子对滑膜细胞中基质金属蛋白酶和赖氨酰氧化酶表达的影响；信号通路抑制剂对滑膜细胞中基质金属蛋白酶表达的影响；与滑膜细胞共培养条件下，后交叉韧带细胞中赖氨酰氧化酶表达的情况等。

本书的出版得到了国家自然科学基金(项目号 11702093)、高等学校学科创新引智计划(项目号 B06023)、重庆市自然科学基金(项目号 2009AA5045)等国家级与省部级科学基金的资助。希望本书能够为高校和科研机构的生物医学工程、生物学、医学和力学等相关专业的科研工作者和研究生提供参考。由于科学研究不断发展，加上编著者水平有限，书中难免有疏漏和不妥之处，敬请读者批评指正。

目　录

第1章 绪　　论

1.1 问题的提出与研究意义

1.1.1 问题的提出

膝关节为人体最大且构造最复杂的关节，其中前交叉韧带(anterior cruciate ligament，ACL)与后交叉韧带(posterior cruciate ligament，PCL)位于膝关节腔内，彼此相互交叉，是保证膝关节正常运动功能的重要稳定结构，如图1.1所示。两条完好的交叉韧带共同承受的能力比两条韧带分别承受能力的和还要高50%左右，说明前、后两交叉韧带的有机配合，使韧带在整体上发挥了最优力学状态。一旦其中一条韧带受损，膝关节的稳定性以及功能发挥都会大大减弱[1]。近些年来，随着人们对运动活动重视程度的增加，膝关节损伤的发生率也在逐年提高，尤其是膝关节韧带损伤已成为运动损伤中最为普遍的膝关节损伤。2003年美国骨科医学委员会(ABOS)的数据统计显示，膝关节韧带重建手术一跃占据外科手术第六位，且每年大概有十万病人因韧带损伤而导致残疾[2]。由于ACL与PCL损伤后无法像内侧副韧带(medial collateral ligament，MCL)一样进行自我功能性修复而引起医学界以及科学界的重大关注。

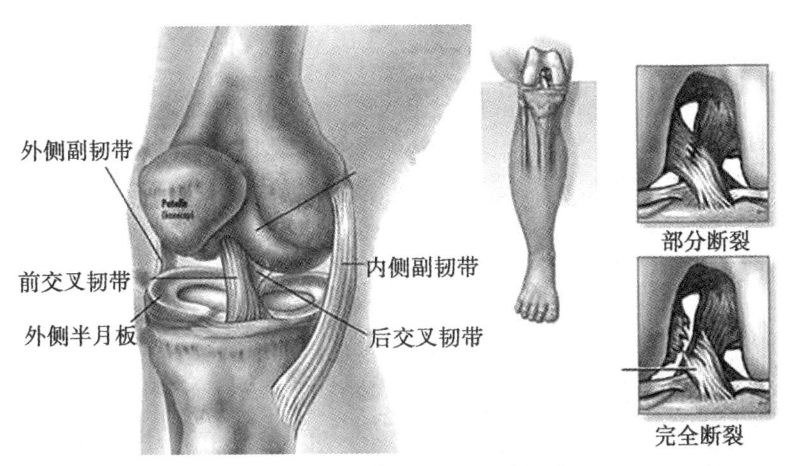

图1.1　人体膝关节结构及损伤示意图

面对这一难题，目前最好的解决办法就是通过自体移植、异体移植和人工合成材料进行韧带重建手术。虽然自体或者异体移植物重建交叉韧带是目前外科手术的主流选择，如自体髌肌腱移植物能保证较高的力学强度，但自体供区会引发髌腱炎、腘绳肌缺失、髌下脂肪垫挛缩、相应部位髌骨骨折等并发症。异体跟腱、腘绳肌腱以及胫前或胫后肌腱有传染疾病的危险，还可能存在供体来源受限、免疫排斥及愈合延迟等问题，且价格相对比较昂贵。与自体和异体移植相比，人工合成材料虽然具有不损伤自体组织、手术操作简单、材料来源可靠可控等优点，然而远期随访发现由于韧带降解、变性和组织相容性差等原因，使其松弛、断裂并导致关节内渗出和滑膜炎等并发症，严重影响手术效果[3-5]。

当前关于交叉韧带损伤的研究主要集中在重建手术，而对其损伤与修复机理的研究甚少。因此，从受损交叉韧带的愈合机理入手探讨其无法愈合的原因，从而有针对性地做出调控，是一种不需要外科手术就可以使损伤的交叉韧带自我功能性修复的好方法。

研究者在研究韧带损伤与修复过程中发现交叉韧带无法愈合与细胞的迁移、增殖以及细胞外基质合成有关[6-8]。此外细胞外基质合成与降解平衡与否也关系到韧带的修复能力。参与这一平衡调节过程的有三种酶：基质金属蛋白酶(matrix metalloproteinases, MMPs)、基质金属蛋白酶抑制剂(tissue inhibitor of matrix metalloproteinases, TIMPs)和赖氨酰氧化酶(lysyl oxidases, LOXs)。MMPs是一组高度保守的依赖于锌离子蛋白质水解酶家族，几乎能降解细胞外基质的所有成分。TIMPs是MMPs的主要生理性抑制剂，是一组能够抑制MMPs活性的蛋白质家族[9]。LOXs是一组依赖于铜离子的胺氧化酶，它能够催化胶原和弹性纤维中赖氨酸残基使其脱氨转变为醛基，不稳定的醛基之间进行缩合反应，使胶原和弹性蛋白分子发生交叉连接，从而生成成熟稳定的细胞外基质[10-11]。胶原分子中每增加0.1个席夫碱样的交叉连接，胶原对胶原酶的抵抗力就会增加2~3倍[12]。Wang等[13]指出ACL成纤维细胞中MMP-2/TIMP-1和MMP-2/TIMP-2呈增高的趋势，也就是说在组织降解过程中MMPs起的降解作用远远大于TIMPs，所以在韧带愈合过程中，细胞外基质降解与合成的平衡的调节主要是由MMPs和LOXs来完成的。近几年研究发现：相对于MCL成纤维细胞，力学因子与化学因子刺激下的ACL成纤维细胞中LOXs的低表达以及MMPs的高表达破坏了受损ACL愈合过程中细胞外基质合成与降解的平衡，被认为是造成ACL无法自我修复的原因之一[14-17]。

动物实验发现，对交叉韧带产生降解作用的MMPs除了部分来自其自身，还有部分MMPs来自关节内其他组织(如PCL、滑膜组织、半月板和关节软骨)，其中滑膜组织作用最显著，并提出了滑膜在关节腔内具有微环境调控作用[18]。为了进一步更深入地探讨滑膜的关节腔微环境调控作用，本研究主要从交叉韧带损伤以后关节腔内力学和化学因素的变化入手，在细胞水平上研究力学因子与细胞因子对滑膜成纤维细胞中LOXs和MMPs表达的影响。

1.1.2 研究意义

首先，交叉韧带损伤后关节腔内生物物理与生物化学因素会发生变化。本书在细胞水平上探讨了这些变化的微环境因素对滑膜成纤维细胞中LOXs和MMPs表达及MMP-2活性的影响。以上研究让我们认识到除交叉韧带自身因素外，微环境的变化也影响着韧带的愈合能力，并且滑膜在微环境的变化中起着重要的调控作用。这一结论将为交叉韧带的功能性修复提供新的理论依据。

其次，PCL 细胞与滑膜成纤维细胞共培养体系的建立更加真实地模拟了体内微环境，从而更加确信滑膜的微环境调控作用，使我们认识到在研究交叉韧带损伤与修复过程中，滑膜组织是不能被忽视的。

1.2 国内外研究现状

1.2.1 交叉韧带的结构及功能

交叉韧带是基本位于膝关节中央的致密结缔组织，主要由成纤维细胞和细胞外基质组成。其中 I 型胶原是构成细胞外基质的主要成分，其次为Ⅲ型胶原，此外还含有少量的弹性蛋白和黏附蛋白(如纤连蛋白和层粘连蛋白)。以上韧带组分的构成使交叉韧带拥有了良好的抗蠕变性和抗疲劳破裂性。

ACL 与 PCL 在关节中的定位不同，其各自的功能也有所不同。ACL 起于股骨髁间后部，向前向下止于胫骨髁间隆突前外侧，主要功能是阻止胫骨过度前移或者股骨后移。PCL 起于股骨内侧髁的外侧面，止于胫骨平台后面的凹处，其主要功能是阻止胫骨后移。两条交叉韧带还起到了调整膝关节旋转复位的作用[19-20]。

韧带附着点和表面还含有运动感受器，参与膝关节本体感觉传入。此外，交叉韧带在其他方面也发挥着重要作用，如保持膝关节面的生理压力，这有助于关节软骨的保护以及关节滑动的控制，从而对膝关节的正常运动具有重要意义。

1.2.2 交叉韧带损伤机理

膝关节的稳定性主要依赖于软结缔组织结构支持，包括前交叉韧带、后交叉韧带、内外侧副韧带、关节囊等静态稳定结构和肌肉系统构成的动态稳定结构。在异常外力情况下，维持稳定的结构，如交叉韧带和内侧副韧带很容易发生损伤。交叉韧带损伤后无法像内侧副韧带一样自我功能性修复，并且容易导致退行性关节疾病的产生。由于 MCL 具有良好的自我愈合能力，因此被广泛用于对照来研究交叉韧带无法愈合的原因。

一些研究者认为受损交叉韧带无法愈合是由于早期缺乏炎症反应所致。然而，Irie 等[21]通过提取 ACL 损伤后关节腔内滑液，发现细胞因子的变化趋势与一般伤口(包括 MCL)愈合过程中细胞因子的变化趋势一样，从而证明了损伤后的交叉韧带和 MCL 一样，也要经历出血期、炎症期、基质合成期和重塑期四个重叠阶段。在此基础上，研究者分别比较了愈合过程中四个时期的 ACL 与 MCL 的特征，从而探讨交叉韧带无法自我愈合的原因。

在韧带损伤的炎症期，MCL 断端缺口处立即被凝血块填充。凝血块主要由网络状的纤维蛋白、聚集的血小板和红细胞组成，因此也称为血小板纤维蛋白支架。血小板纤维蛋白支架释放的细胞因子可以诱导中性粒细胞、单核细胞和巨噬细胞迁移进入韧带断裂处。这些炎症细胞通过自分泌和旁分泌引发了炎症反应。MCL 的血小板纤维蛋白支架降解速度很慢，与新胶原的合成速度处于一种平衡状态。而交叉韧带由于位于关节腔内，供血不足，当断裂后，出血立即扩散到关节腔内，无法形成血小板纤维蛋白支架[22-24]。研究者将一种叫作富含胶原-血小板的血浆(collagen-platelet rich plasma，PRP)的支架替代物植入ACL断裂处，发现短期内ACL的愈合能力提高了[24]。这说明交叉韧带无法愈合可能与血凝块的缺失或者血供不足有关。

炎症时期迁移进入交叉韧带断裂处的炎症细胞产生的一些细胞炎症因子、生长因子和其他趋化因子可以诱导成纤维细胞迁移到损伤处并开始增殖。研究发现无论是否有外源因子的刺激，ACL成纤维细胞的黏附、迁移和增殖能力均低于MCL细胞[6-7]。

在基质合成期，成纤维细胞合成肉芽组织。肉芽组织中Ⅲ型胶原的含量高于Ⅰ型胶原，且胶原不规则排列。肉芽组织的增加是与胶原合成量和成纤维细胞数量的增加相关的。Wiig等[8]指出在正常与损伤状态下，MCL成纤维细胞中前胶原的表达量要高于ACL成纤维细胞。

在重塑时期，旧的细胞外基质分子(主要是胶原)逐渐被裂解酶降解，新的细胞外基质分子经过聚集和交叉连接形成纤维，这一过程处于动态平衡状态。裂解酶MMPs和它的抑制剂TIMPs参与了平衡状态的维持。当MMPs的影响大于TIMPs时，基质就会降解；反之，基质就会合成[13]。胶原纤维和弹性纤维中的交叉连接是由LOXs催化产生的，其交叉连接程度决定着细胞外基质的力学性质以及基质受到裂解酶降解的敏感性。与没有交叉连接的实验样品相比，胶原分子中每增加0.1个席夫碱型的交叉连接，它对人胶原酶降解的抵抗力就会增加2~3倍[12]。这说明，不仅MMPs和TIMPs，LOXs也参与了重塑过程中细胞外基质降解与合成的平衡状态的维持。

1.2.3 赖氨酰氧化酶的结构、作用及与骨科疾病的关系

一种叫作赖氨酰氧化酶(lysyl oxidase，LOX)的分泌性酶于1968年被首次发现后，引起科学界的广泛关注。到目前为止，研究者已鉴定了赖氨酰氧化酶样蛋白-1（human lysyl oxidase-like1，hLOXL-1)、赖氨酰氧化酶样蛋白-2（human lysyl oxidase-like2，hLOXL-2)、赖氨酰氧化酶样蛋白-3（human lysyl oxidase-like3，hLOXL-3)和赖氨酰氧化酶样蛋白-4(human lysyl oxidase-like4，hLOXL-4)4个赖氨酰氧化酶样蛋白，建立了含有5个成员的LOX基因家族。此酶能够催化胶原和弹性蛋白中赖氨酸残基ε-氨基的氧化脱氨，生成的ε-醛基之间通过缩合反应形成分子内和分子间共价交叉连接，这种交叉连接将胶原和弹性蛋白可溶性单体转变成胞外基质中高度稳定的不溶性纤维，增强了胶原和弹性纤维的机械强度，进而抵抗蛋白酶的水解作用。

1. LOXs的结构

LOXs基因家族成员中每一个全基因产物序列都包含一段N端信号肽区，紧接一段序列和长度因成员不同而变化的区域(前肽区(propeptide，PP))和一段保守的C端催化性区域(图1.2)。LOXL-2、LOXL-3和LOXL-4的PP区域中含有4个清道夫受体半胱氨酸富集区(SRCR)，LOX和LOXL-1的前肽区不含有半胱氨酸位点。清道夫受体半胱氨酸超家族主要由大量的细胞表面蛋白构成，因此有人认为清道夫受体半胱氨酸区域通过参与蛋白与蛋白之间的相互作用来调节细胞黏附和细胞信号转导。C端催化性区域都含有高度保守的

铜离子结合位点、赖氨酸酪氨酰醌残基(lysine tyrosylquinone, LTQ)和细胞因子受体区域(cytokine receptor-like domain, CRL)[25]。

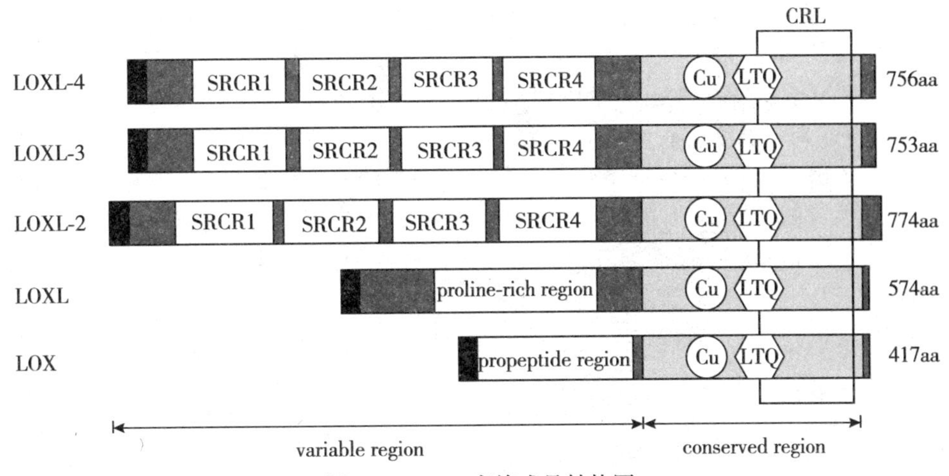

图 1.2 LOXs 家族成员结构图

1)前肽(propeptide, PP)

蛋白质复杂结构是其多种生物学性质功能的基础,而蛋白质特有的性质和功能也是其自身结构的反映。PP 区域也不例外,它具有的多种性质及生物学功能与自身结构存在一定关系。

在不存在强变性剂和离液剂的条件下,LOX 很难从细胞外基质中提取出来,然而 LOX 酶原却很容易从组织中提取。因此研究者认为 PP 不仅影响着 LOX 酶原催化区域的活性,而且还影响着此酶的物理性质,以至当 LOX 酶原经过蛋白水解作用释放出 PP 后,处于成熟状态的 LOX 很难与底物分离,说明 PP 在调节酶的溶解性方面起着至关重要的作用[26]。PP 对小鼠胚胎成骨细胞中 FGF-2 诱导 DNA 合成具有一定抑制作用,当 PP 被预热到 90℃的时候,仍然保持着对 FGF-2 诱导 DNA 合成的抑制作用,这一结果表明 PP 具有较高的热稳定性。这一现象的发生与 PP 区域中的 N-糖基化和 O-糖基化位点有关,因为糖类是亲水性的,并且能提高蛋白质热稳定性和动力稳定性,阻止蛋白质沉淀,增强蛋白质的溶解能力。当 LOX 蛋白表达构建体中的 PP 区域被剔除后,胞外产生的 LOX 含量大大减少。研究发现 PP 区域中的糖基团可以作为标签将蛋白质运送到亚细胞区室,一旦去除了这些糖基,蛋白质就会通过“质量监控”机制被滞留在内质网,因此解释了缺乏 PP 区域会降低 LOX 胞外分泌能力的原因[27]。

研究者在研究 PP 对成骨细胞增殖和分化的影响过程中发现,PP 在成骨细胞中的分布具有一定的发育阶段依赖性,即:当成骨细胞处于增殖期时,PP 主要定位于细胞核边缘区域的高尔基体和内质网内;当成骨细胞处于分化期时,PP 通过与带着负电荷的微管发生静电相互作用定位于微管[28]。这一现象说明 PP 可能在细胞内存在一定的作用。目前学术界认为胞外 PP 进入胞内主要与 PP 的碱性性质有关。因为 PP 区域富含精氨酸而呈阴性,在小鼠、大鼠以及人体内,其等电点为 12.5。因为细胞膜对富含精氨酸的碱性蛋白质具有可渗透性，因此认为PP区域的强碱性特征有利于它在没有特异性受体存在的情况下，通过硫酸乙酰肝素糖蛋白的调节被细胞吸收，进而在细胞内发挥生物学功能。

Horiguchi等[29]研究结果发现腓骨蛋白-4(fibulin-4)通过与PP相互作用将酶原形式LOX与原弹性蛋白结合，促进弹性纤维形成，指出PP具有底物识别的作用。Palamakumbura[30]等的研究第一次报道PP具有肿瘤抑制功能，它可以抑制ras依赖性信号通路中Erk1/2 Map激酶活性，进而达到抑制细胞转化的目的，并且指出PP还可以通过抑制FGF-2与前列腺癌细胞表面FGF-2受体的结合来达到抑制FGF-2对细胞增殖作用的目的[31]。Hurtado等[32]在研究动脉粥样硬化产生过程中发现，PP可以通过抑制MEK/Erk酶来抑制平滑肌细胞增殖和肿瘤坏死因子(TNF-α)诱导的MMP-9产生。

PP的性质及功能的多样性与其自身结构特征分不开，PP区域中含有少量大的疏水氨基酸残基(Ile、Leu、Val)和芳香氨基酸残基(Trp、Tyr、Phe)，含有大量的占整个PP氨基酸组成70%的极性氨基酸残基(Arg、Gln、Ser、Glu)和创建蛋白质结构连接的氨基酸残基(Gly、Pro)。这些氨基酸残基的存在使PP成为自身紊乱蛋白(inherently disordered proteins，IDPs)，IDPs自身的灵活性容易使其局部结构和整体结构受到结合配偶体影响而发挥自身功能。可以说IDPs大的捕捉半径使PP具有性质及功能多样性[27]。

2)C端催化性区域

由于LOXs难纯化而且溶解能力低，因此人们对铜离子结合位点结构特征的了解相对缺乏。研究者运用X-波段电子顺磁共振光谱分析得出，铜离子结合位点中3个氮原子相互配合与铜离子结合，这一铜离子结合位点结构与X射线晶体分析的其他氨基酸氧化酶中的铜离子结合位点的结构有一定相似性。Trackman等研究得出组氨酸富集区是铜离子结合区域，Krebs和Krawetz进一步研究指出4个组氨酸(His 289、His 292、His 294和His 296)中的3个组氨酸彼此相互作用作为铜离子配体，第4个组氨酸作为一般催化基团。然而Greenaway的研究指出这一结构不符合低能量结构。Ryvkin等[33]选取两条人工合成的含有24个和34个氨基酸残基的肽链，运用光谱技术(如：电子顺磁共振(electron paramagnetic resonance，EPR)、核磁共振(NMR)、可见吸收光谱(visible absorption spectra)、圆二色(circular dichroism，CD)光谱和荧光光谱(fluorescence spectroscopy))研究两条肽链的铜离子结合位点结构，指出：在中性pH条件下，3个组氨酸咪唑氮原子与一个羧基氧原子配位成为铜离子平面配体，进而形成一个四边形扭曲八面体。

LTQ是通过LOX中的赖氨酸和酪氨酸位点自我催化过程形成的。首先，与LOX结合的铜离子将肽链中的酪氨酸氧化为二羟苯丙氨酸醌(多巴醌)，然后赖氨酸位点上的ε-氨基受到吸引与醌环共价结合形成LTQ[34]。对大鼠和人的LOX的氨基酸序列研究发现：构成赖氨酸酪氨酰醌(LTQ)位点的赖氨酸和酪氨酸所在的两个序列区域由于富含阴离子氨基酸，因此当赖氨酸和酪氨酸通过共价交叉连接形成LTQ时，这两个序列区域的共同作用为活性区域提供了大量的负电荷位点。从而解释了LOX不仅能够氧化弹性蛋白可溶性前体和胶原未成熟的原纤维形式，还能氧化大量等电点值大于等于8的碱性球形蛋白和H1组蛋白肽链中的赖氨酸以及一些非肽类氨基底物(如：正丁胺，1，5-戊二胺)的原因[25]。

2. LOXs的作用

1)LOXs在发育中的作用

剔除了 LOX 基因的小鼠出生一会儿就死去了，这是因为 LOX 的缺乏减少了胶原和弹性蛋白的交叉连接，进而削弱了血管和隔膜的机械强度，导致小鼠在出生时无法承受施加在血管床和隔膜上的更强的外界应力刺激，如：小鼠在通过产道时受到的身体创伤，动脉血压以及开始呼吸时隔膜的收缩。

对死去的 LOX-/-新生小鼠解剖进行镜检发现，隔膜破裂致使腹腔脏器进入胸腔，进一步通过一系列的组织染色技术进行微观分析发现，LOX-/-新生小鼠的胸腔主动脉弹性纤维板和内膜中胶原形态不连续，呈片段状，动脉中平滑肌细胞间的接触受到破坏，且动脉壁增厚，动脉腔变窄。LOX-/-新生小鼠的其他组织和器官也相应受到影响，如皮肤很容易撕裂，肋骨变软，很容易断裂。这些症状都归咎于 LOX 的缺乏导致了胶原和弹性蛋白交叉连接的不足。LOX 的缺乏是致命性的，关系到新生小鼠的存活。而其他 LOX 成员并不能补偿整个小鼠缺乏的 LOX，这可能与 LOX 家族成员不同的底物特异性有关，或与 LOX 家族成员不同空间与时间表达类型有关[35]。

此外，LOX 也参与了呼吸系统和皮肤的发育。与野生型小鼠胚胎相比，LOX-/-小鼠胚胎中远端与近端气道发育能力变弱，肺和肺动脉壁中弹性纤维染色变浅，并且分布松散，呈片段状。LOX-/-小鼠胚胎皮肤中的弹性纤维和胶原具有相似异常[36]。

目前研究者已克隆了 8 个斑马鱼 LOX 基因，其中 4 个基因(DrLOX、DrLOXL-1、DrLOXL-2b 和 DrLOXL-3b)依次与人的 4 个 LOX 基因(HSLOX、HSLOXL-1、HSLOXL-2 和 HSLOXL-3)具有很高的序列同源性。Gansner 等[37]和 Reynaud 等[38]选择斑马鱼作为生物模型，研究 DrLOX 家族成员在发育中的作用。研究结果显示，斑马鱼在发育过程中，中枢神经系统和肌肉中有大量 DrLOX 基因表达，脊索部位只能够检测到 DrLOXL-1、DrLOXL-2b 与 DrLOXL-3b 的表达。DrLOX 和 DrLOXL-1 基因的下调引起斑马鱼脊索呈波纹状扭曲，此外 DrLOX 基因下调还导致斑马鱼前后轴切断，头小，体节结构异常，这些症状与加入 LOX 抑制剂 β-BAPN 的非洲爪蟾表现型、加金属蛋白酶抑制剂 MCP1 的斑马鱼表现型和患有铜缺乏症的斑马鱼表现型相似。LOXL-2b 与 LOXL-3b 基因下调时，脊索表型结构变化不大。

2)LOXs 在组织修复中的作用

在大鼠损伤愈合模型中，发生于皮下注射海绵组织的炎症反应会诱导肉芽组织形成以及胶原蛋白在海绵组织中定位。在 10~34 天时间段内，很薄的纤维囊形成，并且大量炎症细胞侵入海绵体内。在第 10 天，纤维囊中的肉芽组织表现出很高的 LOX 活性，到第 34 天，LOX 活性降到 55%。在晚期，纤维囊中的肉芽组织逐渐被胶原纤维束代替[39]。在大鼠皮肤伤口愈合模型中，研究者运用 RNA 印迹技术检测到皮肤损伤后第 3 天，LOX mRNA 水平增长了 3.5 倍，达到最高水平，且这种高表达状态一直延续到第 22 天。与 LOX mRNA 相比，LOX 的活性在第 9 天才达到峰值，就是说 BMP 对 LOX 的蛋白水解激活延后了。LOX 的底物Ⅲ型胶原产生相对较晚，其 mRNA 水平在皮肤损伤后第 3 天具有上升趋势，到第 9 天 mRNA 达到最高水平[40]。可以推测，LOX 在成纤维细胞内以无活性形式存在，当细胞外底物水平大量增加时，LOX 分泌到胞外空间。研究者运用 TGF-β_1 基因转移法加快了受伤跟腱的修复并且提高了愈合后跟腱的力学强度，主要原因之一就是由于 TGF-β_1 对 LOX 的产生具有促进作用，LOX 表达及活性增加促进了胶原的交叉连接以及胞外基质重塑[41]。

3. LOXs与骨科疾病

1)骨质疏松症

骨质疏松症(osteoporosis, OP)也称为松骨症，是一种以骨强度降低导致机体罹患骨折危险性增加为特征的骨骼性疾病。骨强度大小除了依赖于骨量外，还依赖于无机和有机组分构造和分子结构。研究发现，胶原交叉连接决定着骨力学强度(偏转能力、弯曲应力和弹性刚度)，OP患者骨内LOX催化的胶原交叉连接减少是致使骨脆性增加和力学轻度减弱的主要原因[42]。血供减少致使氧、铜离子和其他因子的减少影响了LOX的表达和活性，是导致胶原交叉连接减少的重要因素。有多种药物可以治疗骨质疏松症，如：阿仑膦酸钠(ALN)、2β-(3羟丙氧)-骨化三醇(ED-71)和α-骨化醇(ALF)等。最近，Saito等[43]应用大鼠骨折愈合模型研究了ALF和ALN两种药物对骨痂中胶原交叉连接和力学强度的影响，得出结论：与对照组相比，ALF与ALN虽然均增加了LOX催化的胶原交叉连接，但是ALN延后了编织骨重塑为板层骨的过程，从而降低了骨痂的力学强度，而ALF不仅促进了骨痂的重塑，而且改善了酶催化的胶原蛋白交叉连接。

2)骨质软化症

骨质软化症(osteomalacia, OM)与佝偻病(rickets)是以新形成的骨基质矿化障碍为特征的一种骨骼疾病，结果导致非矿化的骨样组织(类骨质)堆积，骨质软化，产生骨痛、骨畸形、骨折等一系列临床症状和体征。发生在成人者称OM，发生在婴幼儿和儿童者称rickets。从病因和发病机制上看两者是完全相同的，只是在不同年龄阶段表现出不同的临床特征而已。骨矿化指无定型的磷酸钙演变为羟基磷灰石结晶埋于骨有机质间隙内的过程。矿化的骨基质给予了骨骼组织必要的力学强度，并为矿物质和生长因子提供了存在场所。在这一过程中，骨基质中的Ⅰ型胶原为矿物质的定位和生长提供了三维模板。Ⅰ型胶原的这一功能说明胶原分子之间通过交叉连接获得的稳定性和适应性对于骨矿化是至关重要的，交叉连接的改变严重影响了骨矿化，进而会引发各种骨疾病。Nagaoka等[44]的研究发现维生素D_3大大上调了LOXL2的表达，维生素D_3的这一新颖功能为治疗以上骨疾病提供了亮点。

除了骨科疾病，LOXs的异常表达还会诱导其他多种人类疾病如：盆腔器官脱垂、动脉粥样硬化、结缔组织病、剥脱综合征、神经退行性疾病以及铜代谢障碍性疾病等。

1.2.4 基质金属蛋白酶的结构、作用及与骨科疾病的关系

1. MMPs的结构

基质金属蛋白酶(MMPs)是一类依赖于锌离子的蛋白水解酶，在细胞外基质的生理性和病理性降解过程中起着重要作用。1962年Gross首次发现在蝌蚪尾巴退化过程中含有一种间质蛋白酶(MMP-1)。随后，按发现的顺序MMPs家族已命名至MMP-28，其中在人类中发现有23种，如图1.3所示。MMPs主要由以下区域组成：①前肽区域。由大约80个氨基酸组成的前肽区域含有一段保守的PRCG(V/N)PD序列。存在于这一序列中的半胱

氨酸(也称为“半胱氨酸开关”)通过与催化区域中的锌离子结合保持 pro-MMPs 的酶原状态。除了 MMP-23 以外，这一序列存在于其他所有的 MMPs 家族成员的前肽区域。②催化区域。由大约 170 个氨基酸组成的催化区域含有两个锌离子和至少一个钙离子。其中一个锌离子位于活性位点(称为“活性锌离子”)，参与 MMPs 的催化作用。另一个锌离子(也称为“结构性锌离子”)位于距离催化性锌离子 12 Å 的催化区域，它的作用目前还不被研究者所了解。催化区域中的活性锌离子与序列 HEXXHXXGXXH(S/T)XXXXXXM 的三个组氨酸结合，在羧基末端还有一个甲硫氨酸，从而构成了特有的“Met-turn”结构。其他金属蛋白酶家族(如：龙虾肽酶、整合素和黏质沙雷氏菌酶)也存在类似结构，因此，这四类酶组成了锌依赖金属蛋白酶家族[45-46]。与其他 MMPs 成员不同的是，MMP-2 和 MMP-9 的催化区域中含有 3 个重复的Ⅱ型纤连蛋白样区域，这 3 个重复区域与多种细胞外基质成分(如：Ⅳ型和Ⅴ型胶原以及各种变性的胶原和弹性蛋白)有很高的亲和力[47]。③血红素样区域。这一区域主要负责让 MMPs 与底物结合定位并干扰其稳定性。膜型 MMPs(MT-MMPs)的血红素样区域后面含有一段 C-末端跨膜区域。因此 MT-MMPs 不像其他 MMPs 是以酶原形式分泌进入细胞外基质的，而是定位在细胞表面[45-46]。至于富含脯氨酸的铰链区的功能还不为人所了解，但这一区域的丧失会导致 MMP 的胶原裂解活性消失，这足以证明这一区域的必要性。

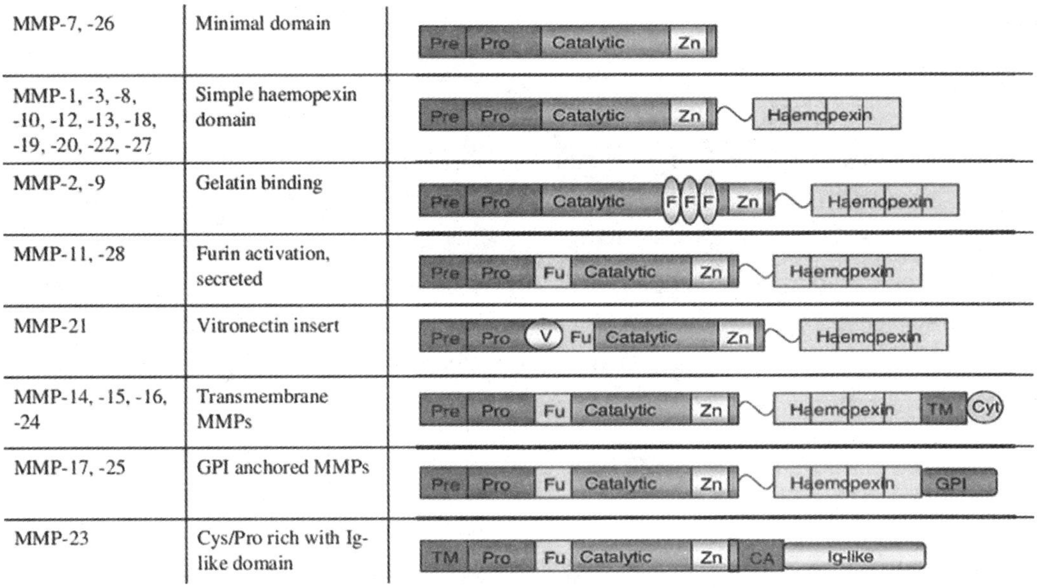

MMP-7, -26	Minimal domain	Pre Pro Catalytic Zn
MMP-1, -3, -8, -10, -12, -13, -18, -19, -20, -22, -27	Simple haemopexin domain	Pre Pro Catalytic Zn Haemopexin
MMP-2, -9	Gelatin binding	Pre Pro Catalytic F F F Zn Haemopexin
MMP-11, -28	Furin activation, secreted	Pre Pro Fu Catalytic Zn Haemopexin
MMP-21	Vitronectin insert	Pre Pro V Fu Catalytic Zn Haemopexin
MMP-14, -15, -16, -24	Transmembrane MMPs	Pre Pro Fu Catalytic Zn Haemopexin TM Cyt
MMP-17, -25	GPI anchored MMPs	Pre Pro Fu Catalytic Zn Haemopexin GPI
MMP-23	Cys/Pro rich with Ig-like domain	TM Pro Fu Catalytic Zn CA Ig-like

Pro，前肽区域；Catalytic，催化区域；Zn，活性锌；F，纤连蛋白样区域；Fu，费林酶识别序列；V，玻连蛋白样区域；Hpx，血红素样区域；TM，跨膜区域；Cyt，胞质尾区；GPI，糖基磷脂酰肌醇；CA，半胱氨酸阵列区

图 1.3 MMPs 家族成员结构图

2. MMPs 的分类

根据其底物特异性，将 MMPs 分为 5 大类：①胶原酶(collagenases：MMP-1、MMP-8、

MMP-13)；②明胶酶(gelatinases：MMP-2、MMP-9)；③间质降解素(stromelysins：MMP-3、MMP-10、MMP-11、MMP-12)；④基质溶解素(matrilysins：MMP-7、MMP-26)；⑤膜型基质金属蛋白酶(MT-MMPs：MMP-14、MMP-15、MMP-16、MMP-17、MMP-24、MMP-25)。其中，除膜型基质金属蛋白酶(MT-MMPs)外，其他几种 MMPs 均是以非活性的前体形式被细胞所分泌出来，而它们在细胞外的活性则被一些蛋白水解酶激活，同时，MMPs 的活性可被自身的天然抑制剂(tissue inhibitor of metalloproteases：TIMP-1、TIMP-2、TIMP-3、TIMP-4)所调节[46]。

3. MMPs 在组织修复中的作用

目前，对于受损交叉韧带不能自我功能性修复的机理尚不明确。ACL 损伤后关节腔内产生的过量 MMPs 会破坏组织合成与降解的平衡，最终导致交叉韧带无法愈合，目前这一机制被广泛接受。对慢性溃疡组织液检测发现组织液中 MMP-1、MMP-2、MMP-3 大量释放并积累，而其特异性抑制剂 TIMP-1 的表达水平则无明显变化[48]。此外，细胞水平实验发现，与 MCL 成纤维细胞比较，力学损伤后的 ACL 成纤维细胞分泌了更多酶原形式 MMP-2 以及活性酶形式 MMP-2。无论是酶原形式还是活性酶形式，MMP-2 都可以对所有胶原底物进行降解，只是酶原形式的 MMP-2 拥有酶活性形式 10%的酶活性[13]。交叉韧带损伤后，对周围其他组织也会产生一定影响。周边组织如关节软骨和滑膜也会合成一定的 MMPs，影响交叉韧带愈合[49]。

4. MMPs 与骨科疾病

MMPs 的异常表达会引发多种骨科疾病，本研究选取类风湿性关节炎(rheumatoid arthritis，RA)和骨性关节炎(osteoarthritis，OA)来阐明 MMPs 在 RA 和 OA 进程中的作用。

RA 和 OA 是两种主要的关节炎疾病。RA 是一种炎症性的、自身免疫紊乱的关节疾病，在世界人口中，发病率为 1%～2%[50]。OA 是最为普遍的关节疾病。OA 的发病率会随着人年龄的增长而增加。在 65 岁以上人群体中，OA 的发病率达到 80%左右[51]。RA 是一种系统性疾病，影响着身体各个关节，而 OA 的发生仅仅局限于身体内那些长期使用或者损伤的一到两个关节。

RA 和 OA 两种疾病的病理也完全不同，RA 的形成起源于与关节临近的滑膜组织，之后蔓延到关节软骨，而 OA 开始于软骨，在 OA 晚期蔓延至关节周围的滑膜。现将其简单描述一下：在 RA 中，炎症刺激促进滑膜细胞增殖，大量炎症细胞也涌入滑膜并且增殖，从而导致滑膜增生。增生的滑膜中有大量新生小血管形成，最终形成了有侵袭性的肉芽组织血管翳。血管翳附着在与之接触的软骨和骨的表面，一方面阻断软骨与滑液的接触，影响其营养的供给；另一方面，血管翳可产生多种蛋白酶(如 MMPs 等)，侵袭临近的关节软骨，造成关节变形和功能丧失[52]。OA 往往是由一些力学因素(如：关节损伤、关节松弛以及关节几何形态改变)改变产生的[53]。在力学信号刺激下，软骨细胞会产生促炎症因子(如：TNF-α 和 IL-β)，这些炎症因子又会进一步促进自身软骨细胞合成 MMPs，从而促进软骨降解[54-55]。此外，一些进入滑液的降解性产物还能促进滑膜分泌促炎症因子，这些促炎症因子除了能够促进滑膜细胞和软骨细胞分泌 MMPs 以外，还能诱导单核炎症细胞侵入滑膜。侵入的炎症细胞产生的大量促炎症因子进一步促进滑膜细胞和软骨细胞分泌MMPs[56-58]。尽管RA与OA存在以上不同，但它们还存在共同之处，即：受到RA或者OA影响的关节中的关节软骨发生不可逆性降解，软骨的降解会导致疼痛，关节功能丧失，大大影响了人们的生活质量。

研究者通过免疫组化技术发现胶原酶MMP-1和MMP-8定位于关节软骨的表层，而另一种胶原酶MMP-13分布于关节软骨较深的层次[59-60]。这种分布类型说明MMP-1和MMP-8分别主要由软骨周边的滑膜细胞和中性粒细胞产生，而MMP-13主要由软骨细胞表达。与MMP-1相比，MMP-13的水平较低，但是MMP-13对软骨中Ⅱ型胶原的催化活性是MMP-1的10倍，这说明即使少量MMP-13也会对软骨产生巨大的降解能力[61]。软骨基质中的胶原三维螺旋一旦被这些胶原酶切除，产生的变性胶原或弹性蛋白将会进一步被明胶酶(MMP-2和MMP-9)降解。在RA和OA中，软骨基质中的非胶原成分(如：蛋白聚糖)是由间质降解素和基质溶解素调节的。间质降解素可以降解广泛的底物分子，如：纤连蛋白、弹性蛋白、层粘连蛋白和蛋白聚糖[62]。其中，间质降解素MMP-3在软骨基质降解方面发挥着双重作用，它不仅能够降解蛋白聚糖和Ⅸ型胶原，还能激活其他proMMPs，如proMMP-1、proMMP-8、proMMP-9和proMMP-13[63-65]。对于MT-MMPs，在RA和OA中只检测到有MT1-MMP和MT3-MMP的表达，其中MT1-MMP起着主要作用。MT1-MMP通过直接或者间接两条途径破坏了关节软骨。从直接途径方面来说，RA成纤维细胞能够表达MT1-MMP，具有胶原裂解能力的MT1-MMP促进软骨降解[66]。从间接途径方面来说，在OA软骨的表层以及过渡区域产生的MT1-MMP通过蛋白裂解激活了proMMP-2[67]和proMMP-13[68]，活性MMP-2和MMP-13进一步降解软骨基质中的胶原、弹性蛋白和蛋白聚糖。

鉴于以上MMPs的破坏作用以及其在RA和OA中的高表达，抑制或者降低MMPs可能会是缓解RA以及OA中软骨降解的有效方法[69]。

1.2.5 滑膜在膝关节活动中的重要性

1. 滑膜的结构与功能

滑膜组织很薄，由1~3层细胞组成，包括2种细胞类型，分别为巨噬细胞样滑膜细胞(macrophage-like synovial cells，MLS)和成纤维样滑膜细胞(fibroblast-like synovial cells，FLS)，也叫作滑膜成纤维细胞。其中MLS占滑膜细胞的20%~30%，FLS占70%~80%。滑膜细胞排列疏松，间隙大，所以滑膜中毛细血管渗出的蛋白或细胞很容易渗入关节腔，成为滑液的组成部分，膝关节腔结构如图1.4所示。滑膜成纤维细胞在膝关节的维护中起着各种作用：

(1)滑膜成纤维细胞可以分泌透明质酸和润滑素进入关节腔，从而起到润滑关节的作用，这有利于关节正常运动[70]。

(2)滑膜成纤维细胞能控制关节腔内滑液的体积。滑液通常被看作血浆渗透液，当滑液体积增加时，滑膜成纤维细胞受到的力学刺激也随之增加，于是会通过负反馈环来减少透明质酸的分泌量。最终滑液中低浓度的透明质酸会通过降低关节中胶体渗透压来减少滑

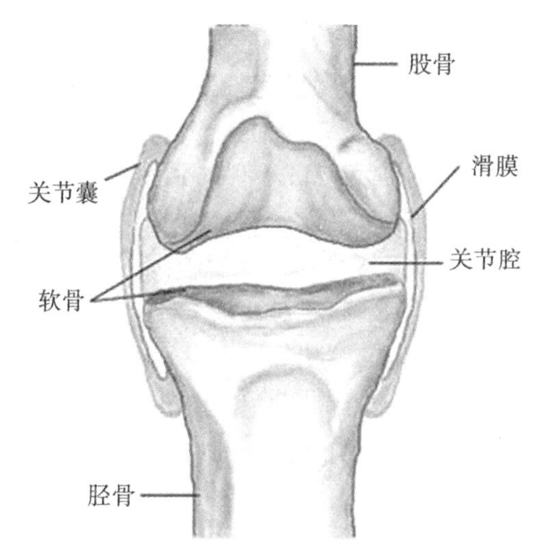

图1.4 膝关节腔结构

液体积[71]。

(3)滑膜成纤维细胞能调节关节腔内免疫细胞的运输。滑膜成纤维细胞能够分泌一些与其他细胞或者细胞外基质结合的表面配体分子(如:透明质酸受体(CD44)、血管细胞黏附分子(VCAM-1)和整合素等)。例如滑膜成纤维细胞表面的VCAM-1可以与单核细胞上的整合素结合,却不能与中性粒细胞上的整合素结合,这样滑膜细胞会把单核细胞滞留在滑膜上,而允许中性粒细胞进入关节腔。滑膜细胞有效地将免疫细胞分配在两个区间,有利于关节腔内代谢物以及降解产物的排除[72]。

(4)滑膜成纤维细胞参与了关节囊稳态的维护。由于滑膜成纤维细胞可以分泌大量基质成分,如:胶原、纤连蛋白、层粘连蛋白及蛋白多糖等,这些成分在基质重塑中发挥着重要作用[73]。

2. 滑膜与骨科疾病

1)类风湿关节炎(RA)

RA是一种长期的系统性自身免疫病,其病理特征是滑膜增生和关节受到渐进性破坏。与正常滑膜细胞和OA滑膜细胞不同,RA滑膜成纤维细胞(RA-SFs)自身最大的特点是能够贴附于软骨并侵袭进入软骨基质[74]。大量实验研究表明RA-SFs的侵袭性与其自身转录因子和一些其他致病基因的变化有关。Asahara等[75]通过分析RA-SFs细胞核提取物发现转录因子AP-1具有较高的DNA结合活性,但在OA-SFs中,AP-1的DNA结合活性却几乎可以忽略。此外一些与RA相关基因(如MMPs)的启动区含有若干AP-1结合位点,从而更有利于MMPs表达[75]。与AP-1相似,转录因子NF-κB也能够促进MMPs的表达[76]。有研究发现肿瘤抑制基因p53的抑制会使正常滑膜成纤维细胞表现出RA-SFs具有的侵袭性特征[77]。然而,Kullmann等的研究指出一些RA病人滑膜细胞中的p53并没有突变[78]。因此,肿瘤抑制基因p53的抑制并不是造成RA-SFs侵袭的主要原因。此外,另一种肿瘤抑制基因 PTEN 表达的缺乏也会使 RA-SFs 具有侵袭性[79]。研究指出培养的 RA-SFs 只有 40%的细胞表达 PTEN，并且严重联合免疫缺陷鼠实验发现侵入关节软骨中的 RA-SFs 未显示 PTEN 染色[80]。在非炎症状态下，RA-SFs 所具有的侵袭性除了受到以上一些因素影响外，其侵袭性的产生还具有炎症依赖性，即受到炎症因子的影响。在大量细胞因子中，TNF-α 和 IL-1 被认为是增强 RA-SFs 侵袭性和其破坏能力的重要因子。

RA-SFs 在炎症非依赖性和炎症依赖性两种方式的影响下具有了一定侵袭性(也就是被激活)。研究发现激活后的 RA-SFs 可以表达一些抗凋亡蛋白，如：Bcl 蛋白家族成员(Bcl-xL、Mcl-I、Bcl-2)[81-82]和类泛素蛋白(也称为 SUMO-1)。SUMO-1 可以与 Fas/Apo-1 受体和 TNF 受体作用来阻止 RA-SFs 受到 Fas 和 TNF 所介导的凋亡路径[83]。研究者利用定量分析技术发现 RA-SFs 中 SUMO-1 的表达量是 OA 滑膜细胞和正常滑膜细胞中的 30 倍之多[84]。RA-SFs 凋亡能力的降低不仅会造成滑膜增生，而且更为重要的是延长了基质降解处 RA-SFs 的生命周期，从而间接加重了软骨破坏。激活的 RA-SFs 不仅自身凋亡能力变低，而且还阻止了 B 淋巴细胞和 T 淋巴细胞凋亡。因此诱导滑膜细胞凋亡成为治疗 RA 的一种有效治疗手段。

激活后的 RA-SFs 大量表达各种黏附分子，这些黏附分子能够调节 RA-SFs 与软骨接触。RA-SFs 与软骨黏附是其破坏软骨基质的先决条件。其中黏附分子 β_1 整合蛋白(如：VLA-3、VLA-4 和 VLA-5)引起研究者们的极大兴趣[85]。由于一些 β_1 整合蛋白可以作为纤连蛋白受体与纤连蛋白结合，因此软骨表面纤连蛋白富集的环境更有利于 RA-SFs 与关节软骨黏附[86]。RA-SFs 在黏附于软骨上后，会进一步分泌细胞外基质降解酶来破坏软骨基质，如：基质金属蛋白酶(MMPs)和组织蛋白酶(cathepsins)[87]。

激活后的 RA-SFs 可以产生 TLRs (toll-like receptors)。TLR2 的激活可以进一步诱导 RA 滑膜细胞中促炎症因子和其他基质破坏因子(如：MMPs 和细胞间黏附分子(ICAM-1))的释放。此外，RA-SFs 上 TLR2、TLR3 和 TLR4 的表达还可以通过诱导转录因子 NF-KB 受体活化剂配体来提高破骨细胞的骨吸收活性，从而加速了它对软骨和骨的侵蚀和破坏[88]。

2)骨性关节炎 (OA)

OA 是一种以关节软骨变性、破坏及骨质增生为特征的慢性型关节疾病。这种疾病不仅损坏了关节软骨，而且也破坏了其他关节结构，如：软骨下骨、滑膜和关节囊。尽管 OA 被认定是一种非炎症性疾病，然而滑膜炎症在 OA 的发病过程中起着重要作用。研究发现 OA 病人滑膜的发炎区域与变性软骨相邻，然而变性的软骨并不总是与发炎的滑膜相邻，这说明滑膜炎症的发生是由软骨降解性产物引起的。除了软骨降解性产物，微晶体以及关节损伤也会引起滑膜发炎。发炎的滑膜中有大量巨噬细胞、T 淋巴细胞和单核细胞侵入，而且滑膜增生并伴有血管生成。OA 病人的滑膜分泌大量细胞因子(如：TNF-α 和 IL-β)到滑液中，这些炎症因子进一步促进滑膜细胞合成一些对软骨蛋白聚糖、胶原具有降解作用的酶类(如：MMPs 和溶酶体酶)[89]。此外，这些炎症因子也促进了滑膜细胞合成其他的生物活性物质，如：前列腺素(PGE_2)、一氧化氮(NO)和其他细胞因子。PGE_2能激活破骨细胞破坏骨与软骨，有很强的促进骨吸收作用，NO 促进软骨细胞凋亡，抑制蛋白多聚糖合成，促进 MMPs 和 PGE_2生成。这些结果更加重了 OA 的病情[90]。

1.2.6 基底形变加载技术的发展

由于生物体内组织之间和器官之间的结构与功能存在较大差异，因此其细胞所处的力学环境也复杂多样，从而导致宏观力学加载技术不能很好地适用。近几年各种细胞加载模型的发展将细胞力学研究推向一个新的高度。

细胞加载模型依据细胞在体内所受力的类型建立。如：血管中的内皮细胞及红细胞等在人体内主要承受剪切力，从而可以建立流体剪切力加载模型，主要有平行平板流动室和锥板流动室两种流体加载系统；人体关节部位的软骨细胞，承受着经骨骼传递的压力，因此可以建立压应力加载模型，主要有气相静压力或动压力加载系统以及液相静压力或动压力加载系统；膝关节交叉韧带细胞在功能发挥过程中会受到牵张力作用，对于牵张力的施加建立的是基底形变加载模型。基底形变加载是通过外力的作用拉伸弹性基底膜，引起弹性细胞培养膜的形变，使附着于该培养膜的细胞受到牵张力，此外在该模型中可以附加一些能够调节力大小和周期的装置[91]。本研究中所选用的细胞类型主要受到拉伸力作用，因此选用的是基底形变加载模型。基底形变加载模型主要包括矩形基底拉伸加载系统、凸面圆形基底拉伸系统和平面圆形基底拉伸系统。这几种加载系统各有优缺点，现对其进行阐述。

1. 矩形基底拉伸加载系统

早在 1977 年，Leung 等[92]就设计了振动式单轴基底拉伸系统(图 1.5(a))。该系统采用机动性活塞/连锁装置对贴附有兔动脉平滑肌细胞的矩形弹性蛋白基底膜进行拉伸。拉伸形变达到10%，且连续拉伸 56h 后，基底膜仍然没有受到破坏。然而，由于这种天然的弹性蛋白基底膜的向异性和形状不规则性致使局部细胞应变受力具有较大的不均一性。在此系统基础上，Ives 等[93]经过改进设计出另一款单轴基底拉伸系统，并利用此力学加载系统研究了力学拉伸对人脐静脉内皮细胞和牛动脉内皮细胞结构和功能的影响。该系统用弹簧承载的滑轮代替了 Leung 等[92]设计的活塞/连锁装置，拉伸基底是由聚醚氨基甲酸乙酯脲制成的、厚度为 0.2mm 的矩形膜，质地均匀，使细胞受力更均匀。Rushton 等[94]将 Permanox 塑料薄片平行密封于聚碳酸酯(PC)细胞培养基片上，从而建立了 4 个矩形的细胞培养腔室。接着连接于导螺杆的悬梁臂对 PC 细胞培养基片进行周期性拉伸。然而由于细胞培养腔室边缘的限制，腔室中细胞受力不均匀，并且细胞应变可能比基片的平均应变要小。经过进一步改进，Neidlinger-Wilke[95]浇注了硅胶培养皿，与滑轮连接的支架可以将其夹住，该系统由直流电机驱动。研究者经过光学校准后指出其应变是均匀分布的。使用同类型浇注的矩形硅胶培养皿，Bottlang 等[96]设计出四点弯曲梁加载系统。这一系统产生的应变很小，大概在几百到 3000 微应变，应变均匀。Jones[97]采用矩形培养皿(PC 或玻璃)又设计出另一种低应变水平的四点弯曲梁加载系统。将种有细胞的培养皿放入 40mm×40mm 的硅胶培养室进行加载(图 1.5(b))。唐丽灵等[98]运用这一加载系统研究了不同应变水平拉伸力对成骨细胞生理功能(如：增殖、钙分泌即胞外基质合成等)的影响。由于本研究需要模拟细胞在体外的损伤性应变，这一加载系统所产生的拉伸应变还无法达到滑膜成纤维细胞所受的损伤应变，这一拉伸系统不适合本实验。

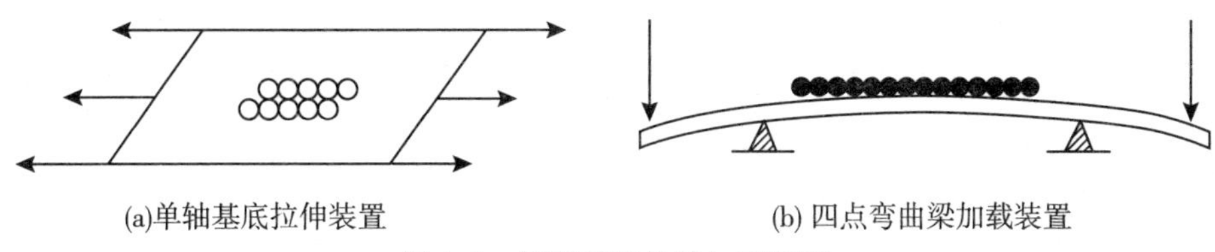

(a)单轴基底拉伸装置　　(b) 四点弯曲梁加载装置

图 1.5 矩形基底拉伸加载装置

2. 凸面圆形基底拉伸系统

在这一类细胞力学加载系统中，细胞所受应变是由变形性的圆形基底在运动过程中施加的。1985 年，Hasegawa[99]在进行大鼠颅骨细胞中 DNA 和蛋白质合成实验时首先设计了这一类型装置，该系统主要由 Petriperm 培养皿以及对培养皿底部施压的凸面模板组成。弯曲的凸面模板对培养基底施压，使基底发生膨胀而产生应变。应变水平可以根据膨胀的球形基底的弧长进行计算。然而由于模板是弯曲的，因此不能使细胞培养基底产生均匀应变。经过改进，Vandenburgh[100]和 Soma[101]采用脉冲式球形插头对基底膜施加向上或向下的压力，从而产生拉伸应变。以上是通过机械接触导致基底膜变形，致使贴附于底面的细胞受到拉伸(图 1.6(a))。

Banes 等[102]设计出了一套通过气压与基底膜接触引起细胞变性的装置(图 1.6(b))。系统中的细胞培养板与真空歧管相连，由基于计算机程序性加载装置所控制。当在培养室下面抽真空后，培养室内产生的负压使基底膜受到向下的应力加载，从而使贴附于底面的细胞受到拉伸。该系统的可控参数包括：真空大小、波形、频率和占空比。由于该系统可控性强，操作简便，因此被广泛使用。经过研究者改造，这一系统被商业化并起名为 Flexercell。但由于这一系统中基底膜厚度(2mm)与半径(25.4mm)的比率较高造成基底膜径向应变的不均匀性，之后经过改造，基底膜厚度减少到 0.5mm，半径增加到 36mm，由此产生二代 Flexercell(BioFlex-II)。邹淑娟等[103]利用这一系统研究了张力对人成骨细胞中 TGF-β 基因表达的影响，为牵张成骨过程中组织再生机理的研究提供了理论依据。除了真空施压，Winston 等[104]设计了一套利用正压使基底膜变形，从而使细胞受力的系统。该系统的圆形基底膜材质采用聚氨酯脲，周围用 O 形环固定，利用电磁阀调节来源于储气室中的压力使基底膜向上扩张变形，从而对膜内细胞施加拉伸力。正压的产生除了通过气体调节外，还可以通过液体。Brighton[105]设计了一套液压加载装置，此装置用 Pellethane 弹性膜作为细胞培养基底膜，通过马达驱动的泵注入液体，使基底膜凸起产生形变，使细胞受力(图 1.6(c))。

以上通过压差使边缘被固定的圆形基底膜变形的力学加载装置最基本的局限就是产生的应变具有非均匀性以及各向异性。针对这一问题，可以通过大大减少基底膜厚度来解决，这样径向应变几乎接近一致[106]。然而，圆周应变却无法达到一致，如在基底膜周围，其圆周应变为零，但在基底膜中央，圆周应变达到最大值，几乎等于理想状态下的膜的径向应变。由于应变的均匀性和各向同性依赖于合适的顶杆形状以及顶杆与基底膜之间的动力学，先前的加载系统顶杆形状多是球面帽状的或者平头的，无法达到均匀的应变。

对于以上缺陷，研究者设计出平面基底拉伸系统。

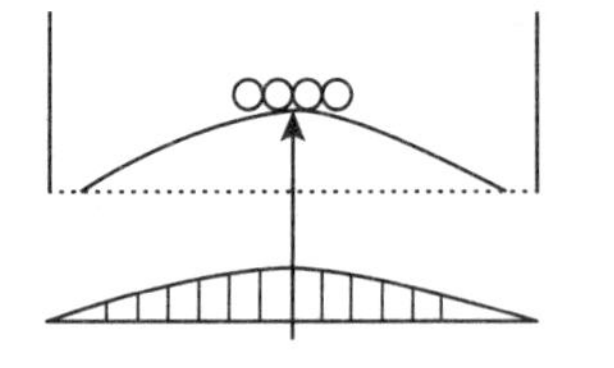

(a)通过凸面弯曲模板进行基底拉伸

负压

(b) 通过真空(负压)进行基底拉伸

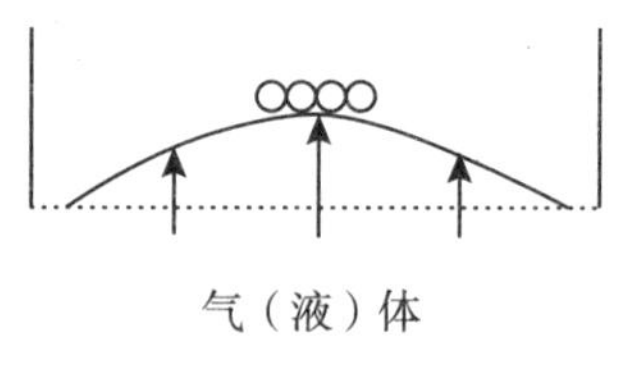

(c) 通过气(液)体进行基底拉伸

图 1.6 凸面圆形基底拉伸装置

3. 平面圆形基底拉伸系统

研究者将圆形顶杆固定，对基底膜的下方进行真空抽吸后产生的负压向下拉动基底膜的外围环状部分，这时顶杆上面与其接触的基底膜产生均匀一致的应变。这一装置有利于显微镜观察。目前这一系统经过改进并商业化，取名为 Flexercell 系统（图 1.7）[107]。

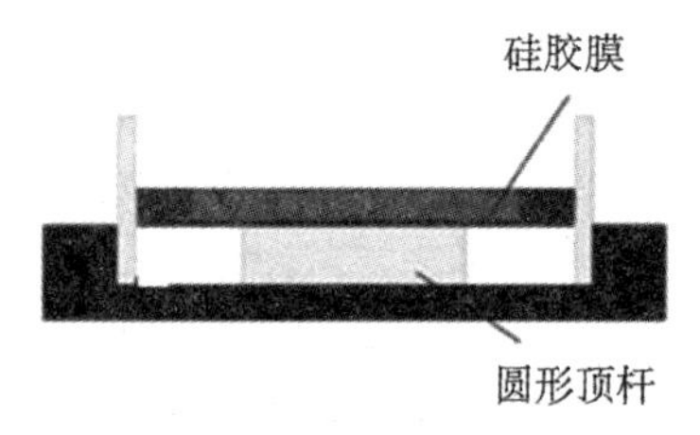

(a)未拉伸状态

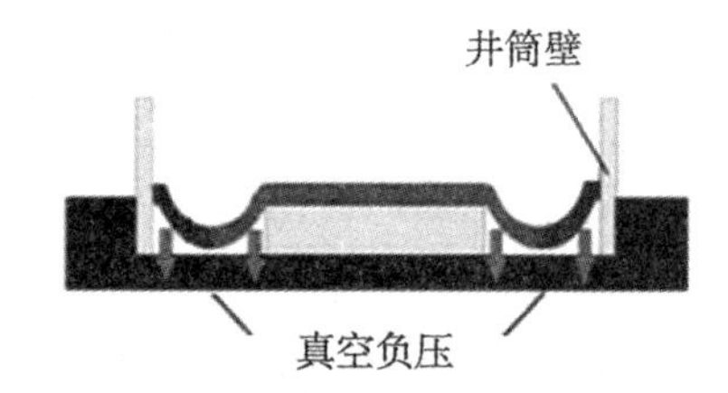

(b) 通过对基底膜边缘进行真空加压实现等双轴加载

图 1.7 基底拉伸装置

1994 年，Schaffer[108]以及 Hung 等[109]将圆形实体顶杆替换为圆形的环状顶杆，对基底膜中央进行边缘性加载，且顶杆与膜之间光滑，几乎无摩擦。当顶杆轴向上升的同时，平面基底膜也会沿着顶杆边缘向外径向扩张，依然停留在顶杆上部的基底膜理论上经历着均匀的等双轴应变，但这一系统不利于显微镜观察(图 1.8)。

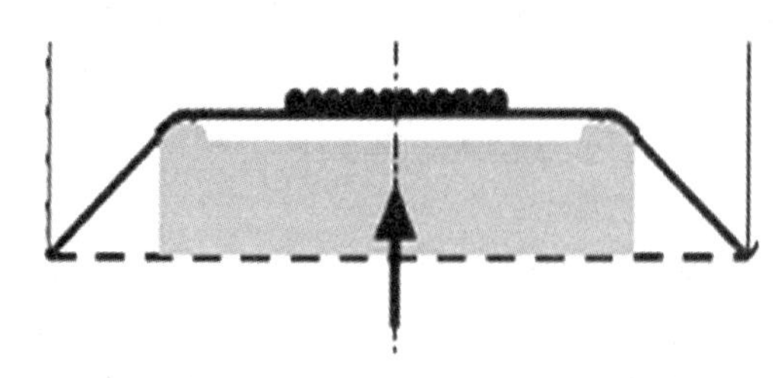

图 1.8 带有圆形环状顶杆的平面基底拉伸装置

以这一装置为基础进行改进后，Sotoudeh 等[110]设计出了一种等双轴加载装置(图 1.9)。此装置由直流电动机驱动。将弹性膜通过一个硅胶制成的 O 形环固定于聚碳酸酯膜支持物的环形凹槽里，作为拉伸基底。固定有弹性膜的支持物固定于一个可移动平板上，随着平板上下垂直移动而移动。在膜支持物环形凹槽的下面(即：弹性基底的下面)和固定的平板之间有一个聚碳酸酯中空管，管上带一个 teflon(特氟龙)O 形环。在可移动平板运动范围内基底膜始终与 teflon(特氟龙) O 形环接触。当可移动平板向下移动时，teflon (特氟龙)O 形环周围的膜的边缘因为也向下拉动，从而使膜受到拉伸。因为 teflon (特氟龙)O 形环是静止的，因此膜的上表面和细胞受到的是平面拉伸。这有利于显微镜观察。

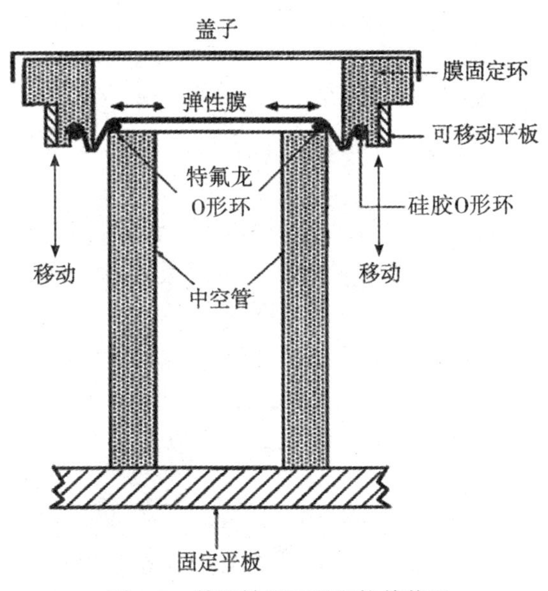

图 1.9 等双轴平面基底拉伸装置

Lee 等[111]也设计出一款类似的等双轴加载装置，这种装置只需通过手动旋转机制对基底膜进行加载，使用更为方便。下一章将对此装置进行阐述。

细胞力学的研究从最初的力学加载对细胞生长状况的研究，逐渐向更深层次发展，如力学加载对细胞中各种基因水平的调节、蛋白水平的调节以及力学信号的转导等。细胞力学加载装置的不断完善，能够更好地模拟细胞的体内环境，对生命科学研究提供有力的帮助。

1.3 研究目的和研究内容

1.3.1 研究目的

ACL 和 PCL 受伤后无法自身愈合，目前主要通过重建手术对其进行治疗。但治疗远期效果不佳，还会诱发骨性关节炎等退行性病变的产生。因此对交叉韧带损伤机制做深入的机理研究迫在眉睫。

先前的动物实验指出通过降解受损ACL胞外基质来阻止ACL愈合的MMP-2不仅来自ACL自身，主要还来自滑膜，从而指出滑膜作为关节腔内微环境调控者参与了交叉韧带的愈合过程。本研究的目的是要通过体外细胞水平实验进一步探讨交叉韧带受损后滑膜在关节腔内的微环境调控作用。

1.3.2 研究内容

本研究主要包括以下几方面内容：

(1)建立体外细胞力学加载模型。本研究使用等双轴拉伸装置在体外模拟滑膜受力情况。6%的机械拉伸代表滑膜在正常生理条件下受到的力学拉伸强度，12%的机械拉伸代表滑膜损伤撕裂时受到的力学拉伸强度。

(2)基于上述建立的滑膜细胞损伤模型，研究6%和12%大小的力学刺激对滑膜成纤维细胞中LOXs和MMP-1、MMP-2、MMP-3表达水平的影响，以此探讨交叉韧带受损后滑膜的关节腔微环境调控作用。

(3)研究炎症因子(IL-1β和TNF-α)对滑膜成纤维细胞中LOXs和MMP-1、MMP-2、MMP-3表达水平以及MMP-2活性的影响，以此探讨交叉韧带受损后滑膜的关节腔微环境调控作用。

(4)为了真实地模拟交叉韧带损伤后关节腔中的微环境，本研究将损伤性力学因子与炎症因子相结合，研究了炎症因子对受损滑膜成纤维细胞中LOXs和MMP-1、MMP-2、MMP-3表达水平、MMP-2活性以及迁移率的影响，以此探讨交叉韧带受损后滑膜的关节腔微环境调控作用。

(5)交叉韧带损伤后，关节腔内生长因子的水平也大大提高，因此，本研究将损伤性力学因子与生长因子$TGF\text{-}\beta_1$相结合，研究了$TGF\text{-}\beta_1$对受损滑膜成纤维细胞中LOXs和MMP-1、MMP-2、MMP-3表达水平以及MMP-2活性的影响，以此探讨交叉韧带受损后滑膜的关节腔微环境调控作用。在此基础上，实验在体外模拟的关节腔微环境下(损伤性力学加载与$TGF\text{-}\beta_1$)加入NF-κB信号通路抑制剂来考察对MMP-2活性的调节。

(6)本研究前几部分的细胞水平实验指出滑膜作为微环境调控者参与了交叉韧带的愈合，为了更真实地模拟体内交叉韧带受损情况，实验选取PCL细胞，使其与滑膜细胞进行Transwell共培养，研究滑膜成纤维细胞对PCL成纤维细胞中LOXs表达的调节作用，以此进一步探讨滑膜的微环境调控作用。

第2章　机械拉伸对膝关节滑膜细胞中LOXs和MMP-1、MMP-2、MMP-3基因表达的影响

2.1　引言

前交叉韧带(ACL)和后交叉韧带(PCL)两条交叉韧带位于膝关节中央，是膝关节内的核心性稳定结构，具有制导膝关节生理性活动并限制非生理性活动的功能。随着各项体育运动的盛行，交叉韧带损伤事故也随之增加。但令人遗憾的是交叉韧带完全断裂后不能进行自我修复，即使手术将撕裂端缝合，也难以愈合[1]；而断裂的内侧副韧带(MCL)却能像其他的血管软组织一样，经历凝血、炎症、增殖以及重塑四个时期很好的愈合，并且有时不需要手术治疗[112]。交叉韧带的断裂会影响关节稳定性，进而引发骨性关节炎(OA)[113]。目前，临床通常使用韧带重建手术，如：自体移植、异体移植以及人工合成韧带来完成交叉韧带的修复。这三种重建手术各有其优缺点，在临床上还存在较大的局限性。自体移植虽已广泛应用，并取得了较好的临床效果，但也有其弊端，如常用的骨-髌腱-骨自体移植手术的病人中有40%~60%供体部位出现疼痛、膝关节功能紊乱、髌骨肌腱炎等并发症。异体移植也存在疾病传播、免疫排斥以及愈合延迟等问题。与自体和异体移植相比，人工韧带虽然具有不损伤自体组织、取材部位并发症减少、手术操作简单、材料来源可靠等优点，然而远期随访发现由于韧带降解、变性和组织相容性差等原因，使其松弛、断裂并导致关节内渗出和出现滑膜炎，严重影响手术效果[114-116]。因此从韧带愈合机制入手，探讨交叉韧带无法愈合的原因是很有必要的。

在组织重塑过程中，旧的细胞外基质分子通过蛋白酶被降解，新的细胞外基质分子通过聚集和交叉连接形成纤维并定位。这一基质合成与降解的过程受到严格调控，并且这一过程平衡与否大大影响着组织愈合能力。先前一些研究发现，LOXs和MMPs参与了受伤韧带的愈合，并指出在力-化学因素刺激下，相对于MCL成纤维细胞，ACL成纤维细胞中LOXs的低表达以及MMPs的高表达破坏了受损ACL重塑过程中细胞外基质合成与降解的平衡，被认为是造成ACL无法自我修复的原因之一[14-17]。研究者通过动物实验模型发现滑液中MMPs不仅来自ACL本身，还来自其他关节组织，如滑膜、后交叉韧带、软骨和半月板。特别是滑膜，释放了最高水平proMMP-2进入滑液，并且大部分proMMP-2转化为活性MMP-2[18]，并提出滑膜具有调节关节腔微环境的作用。

滑膜的这种调节关节腔微环境的作用无论在生理条件还是病理条件下都有体现，如

在生理条件下，滑膜可以产生滑液润滑关节，供给关节营养，并通过产生裂解酶(包括 MMPs)来排除关节腔内代谢物和一些基质降解产物[117]。在病理条件下(如：类风湿关节炎(RA)和骨性关节炎(OA))，滑膜会产生蛋白酶(包括 MMPs)对关节软骨进行降解[87,89]。然而，目前关于在交叉韧带愈合过程中，滑膜是否也具有微环境调控作用方面的研究甚少。最近，Wang 等[118]通过对滑膜细胞进行损伤性力学压缩发现，滑膜细胞产生大量的 MMP-2，指出滑膜在交叉韧带损伤后关节腔内微环境的调控过程起着重要作用。然而，另一种力学加载类型——拉伸对滑膜成纤维细胞中其他 MMPs 成员和 LOXs 的表达是否也产生影响，进而使滑膜发挥关节腔内微环境调控作用的研究，至今还无报道。

本章用等双轴拉伸装置在体外模拟滑膜受力情况，研究力学拉伸对滑膜成纤维细胞中 LOXs 和 MMP-1、MMP-2、MMP-3 表达水平的影响，从而探讨滑膜在交叉韧带愈合过程中的微环境调控作用。

2.2　实验材料、仪器与试剂

2.2.1　实验材料

医用手术器械(镊子、眼科剪)	江阴滨江医疗制备厂
医用脱脂棉球	江苏惠利生物科技有限公司
烧杯、玻璃滴管、容量瓶	重庆医药化玻有限公司
细胞培养瓶($25cm^2$、$75cm^2$)	美国 Corning 公司
冻存管	美国 Corning 公司
移液管	重庆医药化玻有限公司

2.2.2　实验仪器

超声波清洗器	昆山市超声仪器有限公司
恒温水浴箱	江苏省金坛市医疗仪器厂
Milli Q Plus 超级纯水仪	美国 Millipore 公司
CO_2恒温培养箱	美国 Thermo Forma 公司
高压灭菌锅	重庆创新多维计量有限公司
电子天平	上海恒平科学仪器有限公司
磁力搅拌器	江苏省金坛市医疗仪器厂
电子 pH 酸度计	美国 Bio-Rad 公司
超净工作台	苏州空气净化设备公司
注射器	重庆海韵生物技术公司
普通冰箱	中科美菱低温科技有限责任公司
超低温(-80℃)冰箱	美国 Thermo Forma 公司
倒置显微镜	日本 Olympus(奥林巴斯)公司

移液枪	德国 Eppendorf 公司
液氮罐	美国 Thermo Fisher 科技公司
离心机	德国 Eppendorf 公司
小型台式涡旋仪	美国 Bio-Rad 公司
定量 Real-Time PCR	美国 Bio-Rad 公司

2.2.3 实验试剂

高糖 DMEM 干粉培养基	美国 Gibco 公司
$NaHCO_3$	重庆吉元化学试剂有限公司
L-谷氨酰胺	美国 Sigma 公司
胎牛血清	美国 HyClone 公司
胰蛋白酶粉剂	美国 HyClone 公司
医用酒精	重庆医药化玻有限公司
二甲基亚砜	美国 Sigma 公司
青霉素与链霉素(双抗)	北京鼎国生物有限公司
PBS 缓冲液	北京中杉金桥生物技术公司
高纯总 RNA 快速提取试剂盒	北京百泰克生物技术公司
反转录 cDNA 试剂盒	美国 Fermentas 公司
引物	上海生物工程技术服务有限公司 上海英俊公司
反转录酶	美国 Fermentas 公司
DEPC 水	北京天根生化科技有限公司
PCR MasterMix(2×)	美国 Fermentas 公司
SYBR Green PCR 扩增试剂盒	Takara 宝生物工程有限公司(大连)

2.2.4 实验试剂的配制

(1)1×PBS 缓冲溶液的配制：将一包干粉型 PBS 溶解于 800~900mL 三蒸水中，放入干净搅拌子后置于磁力搅拌器上充分搅拌，直至完全溶解后定容至 1000mL，最后用高压锅灭菌 30min 后，冷却并放入 4℃冰箱保存。

(2)0.25%胰蛋白酶溶液的配制：将称取的 0.25g 胰蛋白酶和 0.02g EDTA 粉末定容于 100mL 已配制好的 PBS 缓冲溶液中，用一次性的注射器和滤膜孔径为 0.22μm 的过滤器过滤除菌后分装，保存于 4℃或-20℃冰箱。

(3)20 万单位/mL 双抗(青链霉素)的配制：用一次性注射器分别将 4mL 和 5mL PBS 溶液注射入含有 80 万单位青霉素和 100 万单位链霉素的小瓶中，充分溶解混匀、封口，放入-20℃冰箱保存。

(4)高糖细胞培养液(HG-DMEM)的配制：将干粉型培养基溶于 600mL 三蒸水中，搅拌混匀，继续加 2.2g $NaHCO_3$ 和 0.3g 谷氨酰胺，搅拌混匀后定容至 1000mL。加入双抗，使其最终浓度达到 100U/mL。用 pH 计将溶液的 pH 值调整到 7.2 左右。用高压灭菌后的滤膜孔径为 0.45μm 和 0.22μm 的滤器对培养液进行过滤除菌。分装后于 4℃存放。在使用培养液时，可根据实验需要加入一定浓度的血清。

2.3　实验方法

2.3.1　细胞培养

1. 滑膜原代培养

在重庆医科大学第一附属医院进行车祸截肢手术的患者为本次实验提供了正常的滑膜组织。组织取回后立即在无菌环境下用加有双抗的 1×PBS 进行多次冲洗，之后用解剖刀去除组织周围的脂肪组织等外周组织。接着将组织切成 2m×2m×2m 大小的组织块后再次用 PBS 冲洗 2~3 次后移入培养瓶并使其贴附于培养瓶的底部，然后倒置于 CO_2孵箱（5% CO_2，37℃）中 20 分钟左右，以防组织块漂浮起来。最后向培养瓶中缓缓加入 2 mL 高糖 DMEM（含有 10%优质胎牛血清、10 万 U/L 链霉素和 10 万 U/L 青霉素），标注好日期，放入 CO_2孵箱中培养。在组织块培养 5 天以后（图 2.1），就可以看到有少许滑膜细胞从组织块中游离出来，从图中可以看到有两种形态的细胞存在，一种被称为 A 型滑膜细胞，也被叫作滑膜巨噬细胞，另一种被称为 B 型滑膜细胞，也被叫作滑膜成纤维细胞。A 型滑膜细胞呈卵圆形，B 型滑膜细胞呈梭形。在组织块培养 12 天以后（图 2.2），大量细胞开始成片生长，18 天以后培养瓶中的细胞密度达到 90%，这时可以将组织块转移到新的培养瓶中，留在旧瓶中的原代滑膜细胞可以进行传代或冻存。随着细胞的传代，A 型滑膜细胞会逐渐消失，最后剩下的是纯化的 B 型滑膜细胞，即滑膜成纤维细胞（图 2.3），可用于下一步的实验。

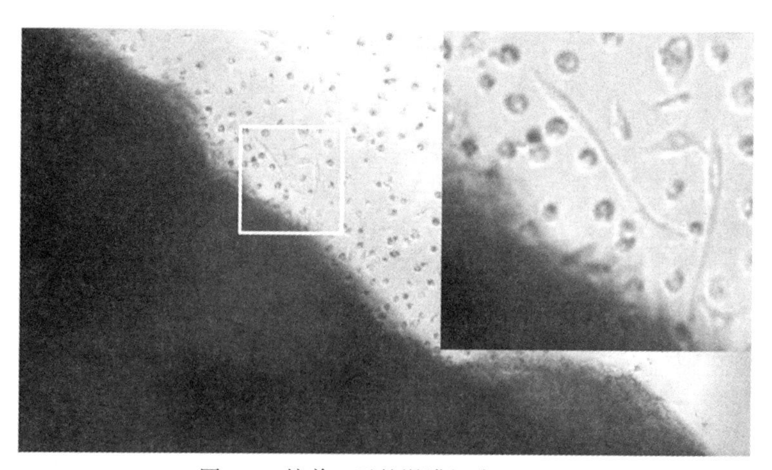

图 2.1　培养 5 天的滑膜细胞（40×）

图 2.2 培养 12 天的滑膜细胞 (40×)

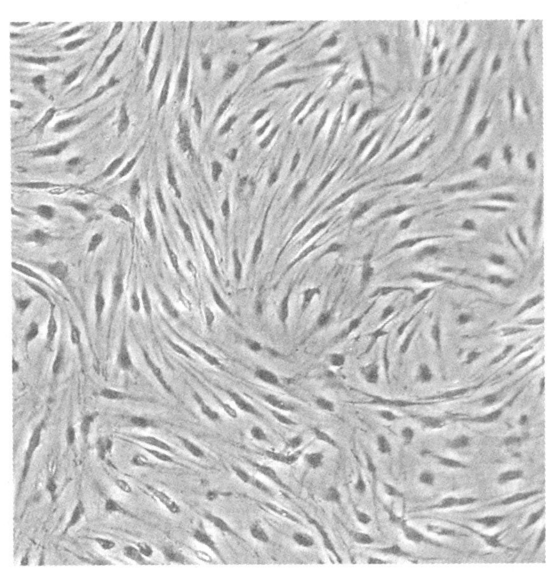

图 2.3 膝关节滑膜成纤维细胞形态(40×)

2. 滑膜细胞传代

将长满培养瓶底的滑膜细胞用灭过菌的 PBS 溶液冲洗一次，接着用 1mL 0.25%胰蛋白酶消化 1~2min，当在显微镜下看到细胞渐渐变圆变亮，开始回缩时，马上吸掉胰蛋白酶液并加入 3mL 高糖 DMEM（含 10%优质胎牛血清)终止细胞消化。用移液管轻轻地将瓶底细胞吹打下来，形成细胞悬液，进一步吹打混匀后按 1∶3 或 1∶4 比例传代。接着经过 8~12h 以后对传代后的滑膜细胞换液，主要是为了消除培养瓶中残留胰酶对滑膜细胞的伤害。之后每隔 3 天给细胞换一次高糖培养液。

3. 滑膜细胞冻存

将 1~3 代的滑膜细胞用 0.25%的胰蛋白酶消化，弃掉胰蛋白酶消化液后加入 3mL 高糖 DMEM 进行吹打，接着将吹打成的细胞悬液放入离心管在 4℃ 的条件下离心，离心完以后弃掉上清液，在离心管中加入适量冻存液（含有 10% DMSO、70% DMEM 和 20 % 胎牛血清）吹打成细胞悬液，吸取 1mL 悬液装入冻存管中，并用封口胶包好。先将冻存管放入 4℃ 冰箱 30min 至 1h，然后再放入 -80℃ 冰箱中 16～24h，最后放入液氮罐（-196℃）进行长期保存，做好记录。

4. 滑膜细胞复苏

根据所做的记录将滑膜细胞从液氮罐中取出，然后马上放入灭过菌的 38～40℃ 水中使其溶解，在溶解过程中，轻轻摇动冻存管，以加快溶解速度。溶解后，立即撕开封口胶，打开冻存管，吸取管中悬液将其移入培养瓶内。然后加入 3mL 高糖 DMEM（含有 10% 优质胎牛血清），放置于 CO_2 孵箱（5% CO_2，37℃）中培养。8h 以后，给细胞换取 3mL 新鲜培养液，之后每隔 3 天给细胞换一次高糖培养液。待其长满瓶底可进行传代后用于实验。

2.3.2　细胞力学拉伸加载装置的准备

到目前为止，研究者已经设计出大量二维力学加载装置，并利用这些加载装置研究力学加载下细胞及细胞骨架的变性、黏弹性及黏附力的变化以及力学加载对细胞生长、分化等细胞功能的影响。但装置唯一不尽如人意的地方就是其基底膜应变的不均匀性和各向异性，并且有些装置还不利于显微镜观察。为了解决以上问题，Lee 等[111] 设计出了一套二维等双轴拉伸系统（图 2.4）。该系统主要由 3 个聚碳酸酯材料制成的同轴心的圆柱体环状物（包括：弹性膜固定体、内部的环形压头和外部的环形螺纹盖）和一张透明的硅胶膜组成。硅胶膜通过一个 O 形橡胶环被压入弹性膜固定体底部的环形凹槽内，从而与弹性膜固定体形成了培养室。外部的螺纹盖向下旋转的过程中，同时将内部的环形压头向下推压，致使与压头底部接触的硅胶膜向周围伸展，从而产生均匀的拉伸应变。由于环形压头底部边缘光滑，因此在拉伸过程中与硅胶膜接触不会产生大的摩擦。此外，这一装置用到的聚碳酸酯和硅胶材料的生物相容性好，可以使用高压灭菌或紫外灭菌，对细胞无毒性。

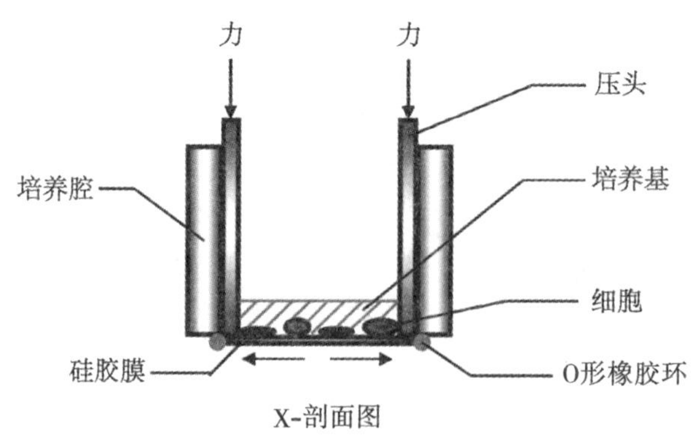

图 2.4　等双轴拉伸装置示意图

在进行细胞拉伸实验前，首先要对加载装置进行灭菌、组装、裱衬等一系列操作，具体操作步骤如下：

① 将拉伸装置各个部件拆卸下来，用洗涤液将其一一清洗后，用自来水冲洗5~10min；

② 将冲洗过后的部件放入超声波洗涤机中清洗两次，每次30min；

③ 先用双蒸水清洗各个部件，再用三蒸水清洗；

④ 将各个部件放在装有三蒸水的容器中浸泡过夜，用保鲜膜将容器口封好；

⑤ 将各个部件放入烘箱中进行干燥，干燥后的部件用棉布以及报纸包好后进行高压灭菌；

⑥ 灭菌后的部件放入烘箱中烘干；

⑦ 将部件放入超净台灭菌2h后，从包裹中取出部件继续灭菌2~3h；

⑧ 将灭菌后的硅胶膜与各个部件组装，形成小室；

⑨ 在每个小室中加入6.4mL配制好的浓度为0.012mg/mL的I型鼠尾胶原蛋白，盖住小室盖子，在紫外灯下照射过夜；

⑩ 在超净台中吸出胶原蛋白溶液，用PBS溶液轻微清洗两次。通风干燥约2h，即可接种细胞。

2.3.3 细胞接种

① 用胰蛋白酶将4~5代滑膜成纤维细胞消化，以每个腔室为5×10^5个细胞的密度接种于裱衬有I型胶原的等双轴拉伸装置内的硅胶膜上；

② 大约12h以后，细胞完全铺展贴壁，继续培养48h以后，细胞状态稳定，这时换用含有2%胎牛血清的新鲜配制的高糖DMEM饥饿细胞16h；

③ 在对细胞进行力学拉伸之前，将培养液换成含有1%胎牛血清的高糖DMEM；

④ 对细胞施加0%、6%和12%的力学拉伸，提取0h、1h、2h、3h、6h时间点的总RNA用于Real-Time PCR实验。

2.3.4 Real-Time PCR

1. 荧光定量PCR原理

在荧光定量PCR反应中引入荧光性化学物质。加入的荧光性化学物质分为两种：荧光探针和荧光染料。由于本次实验用的是一种叫作SYBR Green I的荧光染料，所以下面简单介绍SYBR Green I的原理。SYBR Green I是一种能够与双链DNA结合的染料，它的最大吸收波长约为497nm，最大发射波长约为520nm。在PCR反应体系中，加入一定量的SYBR Green荧光染料，染料会特异性地与双链DNA结合，发出荧光信号，而不与双链DNA结合的SYBR Green荧光染料不会发射任何荧光信号，从而保证了荧光信号强度的增加与扩增产物量的增加完全同步。在荧光定量PCR反应中，每完成一次扩增反应，便收集一个荧光强度信号，从而得到一条荧光强度扩增曲线图。这样研究者就可以通过荧光强度的变化来监测产物量的变化。一般来说，荧光扩增曲线是一条“S”形曲线，可以分为三个阶段：荧光背景信号阶段，荧光强度信号指数扩增阶段和平台期。在荧光背景信号阶段，扩增的荧光强度信号被荧光背景信号掩盖，无法判断产物量的改变。在平台期，产物不再呈指数级别增加，所以无法根据最终扩增产物量计算起始模板量。而在荧光强度信号指数扩增阶段，扩增产物量对数值与起始的模板量之间存在一定的线性关系，所以选择这个阶段进行定量分析。在分析过程中，存在两个重要参数：荧光阈值和 CT 值(threshold value)。荧光阈值可以被设定在荧光强度信号指数扩增阶段的任意位置，但研究者一般将荧光阈值的缺损设置为 3~15 个循环的荧光信号的标准偏差的 10 倍。CT 值是指每个反应管内的荧光强度信号达到设定的阈值时所经历的循环数。每个模板的 CT 值与该模板的起始拷贝数的对数存在线性关系，起始拷贝数越多，CT 值越小。

2. 实验步骤

1) LOXs 以及 MMP-1、MMP-2、MMP-3 基因引物设计与合成

实验本着无引物二聚体、无发夹结构的原则，并且要保证所扩增出来的 PCR 产物的片段均在 100~200bp 之间。运用 Primer 5 软件设计出的 LOXs 和 MMP-1、MMP-2、MMP-3 基因的引物序列如表 2.1 所示：

表 2.1　**LOXs 和 MMP-1、MMP-2、MMP-3 基因引物**

mRNA	序列号	引物序列(Forward 正引,Reverse 反引)	产物大小
GAPDH	NM_002046	Forward:5′-GCACCGTCAAGGCTGAGAAC-3′ Reverse:5′-TGGTGAAGACGCCAGTGGA-3′	138bp
LOX	NM_002317	Forward:5′-GCATACAGGGCAGATGTCAGA-3′ Reverse:5′-TTGGCATCAAGCAGGTCATAG-3′	183bp
LOXL-1	NM_005576	Forward:5′-TGCCACCAGCATTACCACAG-3′ Reverse:5′-GAGGTTGCCGAAGTCACAGG-3′	135bp
LOXL-2	NM_002318	Forward:5′-CTGCAAGTTCAATGCCGAGT-3′ Reverse:5′-TCTCCACCAGCACCTCCACTC-3′	149bp
LOXL-3	NM_032603	Forward:5′-CAACAGGAGGTTTGAACGCTAC-3′ Reverse:5′-GCTGACATGGGTTTCTTGGTAA-3′	146bp
LOXL-4	NM_032211	Forward:5′-TTCACCCACTACGACCTCCTCA-3′ Reverse:5′-CAGCAGCCTACAGTCACTCCCT-3′	155bp
MMP-1	NM_002421	Forward:5′-GGCTGAAAGTGACTGGGAAACC-3′ Reverse:5′-TGCTCTTGGCAAATCTGGCGTG-3′	170bp
MMP-2	NM_005576	Forward:5′-GTGACGGAAAGATGTGGTG-3′ Reverse:5′-GGTGTAGGTGTAAATGGGTG-3′	179bp
MMP-3	NM_002318	Forward:5′-GACAAAGGATACAACAGGGAC-3′ Reverse:5′-TGAGTGAGTGATAGAGTGGG-3′	122bp

2）总 RNA 提取

①吸取拉伸装置培养腔内的滑膜细胞培养液，加入 1mL 裂解液，用移液枪轻轻吹打混匀；

②将匀浆样品放在涡旋器上进行剧烈振荡混匀，室温条件下放置 5min 以使核蛋白体完全分解；

③4℃条件下以 12000r/min 离心 10min 后，吸取 1mL 上清液，将其转入新的 RNase free 离心管中；

④加入 200μL 氯仿，剧烈振荡 15s，室温下孵育 3min；

⑤4℃条件下以 12000r/min 离心 10min；

⑥取上清液并加入等体积 70%乙醇，充分混匀并转入吸附柱 RA 中；

⑦在 4℃离心机中，10000r/min 离心 1min 以后，弃掉废液，将吸附柱重新放入新的收集管中；

⑧加入 500μL 去蛋白液 RE，4℃条件下以 10000r/min 离心 45s 以后，弃掉废液；

⑨加入 700μL 漂洗液 RW，4℃条件下以 10000r/min 离心 45s 以后，弃掉废液；

⑩加入 500μL 漂洗液 RW，4℃条件下以 10000r/min 离心 45s 以后，弃掉废液；

⑪将吸附柱重新放回空的收集管中，4℃条件下以 10000r/min 离心 2min，去除残留的漂洗液，以免漂洗液中的乙醇抑制下游的反应；

⑫最后加入 50～80μL 的 RNase free water，4℃条件下以 10000r/min 离心 45s，将吸附柱上的核酸洗脱；

⑬用紫外分光光度计对抽提的总 RNA 进行纯度与浓度定量后，分装并储存于-80℃冰箱，以待下一步实验的进行。

3）RNA 的反转录

①首先加入 Oligo dT 1μL，再加入相应体积的总 RNA（RNA 0.1～5 μg），接着加入 DEPC-treated water 补足 12μL，最后放在 PCR 仪中在 70℃条件下加热 5min；

②加入 5×reaction buffer 4μL，10mM dNTP mix 2μL，RiboLock™ RNase inhibitor 1μL，逆转录酶 1μL，最后放在 PCR 仪中在 42℃条件下反转录 60min；在 70℃条件下反应 10min 后，温度降到 4℃时即可以终止反应了。立即取出里面已经合成好的 cDNA，将其储存于-20℃冰箱中，备用。

4）Quantitative Real-Time PCR 检测

①按照实验需要准备八连管，根据以下反应体系依次上样，体系总体积为 25μL；

cDNA	1μL
2×SYBR Green Ⅰ	12.5μL
RNase-free water	9.5μL
Forward Primer	1μL
Reverse Primer	1μL

②将上完样的八连管放入离心机中，低速离心；

③将离心后的八连管放到 Real-Time PCR 热循环仪上进行相应基因扩增，扩增程序如下：

$$95℃\quad 15\text{min}\quad 1\text{cycle} \longrightarrow \left.\begin{array}{ll} 94℃ & 15\text{s} \\ 65℃ & 20\sim30\text{s} \\ 72℃ & 10\text{s} \end{array}\right\} \longrightarrow 45\ \text{cycles}$$

2.3.5 统计学处理

运用 SPSS 13.0 统计软件对所得数据进行单因素方差分析，各组实验数据显著性水平临界值为 $p=0.05$。

2.4 实验结果

如图 2.5 所示，与对照组相比，6%的生理性力学拉伸使滑膜成纤维细胞中 LOX、LOXL-1、LOXL-2 和 LOXL-4 的基因表达水平上调。其中 LOX、LOXL-1 和 LOXL-4 的基因表达水平在细胞受力学拉伸 3h 后达到最大值，分别为对照组的 2.14 倍、1.36 倍和 2.23 倍。LOXL-2 的基因表达水平以时间依赖的方式增加，在细胞受力 6h 后增加了 3.5 倍。而 LOXL-3 的基因表达水平在细胞受力 1~6h 内都呈下降趋势。对滑膜成纤维细胞进行 6h 生理性力学拉伸后，MMP-1、MMP-2 和 MMP-3 的基因表达水平呈现下降趋势。

滑膜成纤维细胞在经历 2h 损伤性(12%)力学加载以后，细胞中 LOX 和 LOXL-3 的基因表达水平达到最大值，分别为对照组的 3.03 倍和 1.88 倍，6h 力学加载后，基因表达水平下降至对照组基因水平以下；而 LOXL-1、LOXL-2 和 LOXL-4 的基因表达水平在细胞受力学拉伸 3h 后达到最大值，分别为对照组的 2.31 倍、7.75 倍和 3.54 倍，6h 力学加载后，除了 LOXL-2 外，LOXL-1 和 LOXL-4 的基因表达水平也降低到对照组基因表达水平以下。总之，12%的损伤性力学加载抑制了滑膜成纤维细胞中 LOXs 的基因表达水平(除 LOXL-2 以外)。

MMP-1 和 MMP-3 的基因表达水平在滑膜成纤维细胞受力学拉伸 3h 后达到最大值，分别为对照组的 3.15 倍和 4.21 倍，力学加载 6h 后虽然基因表达水平下降但仍高于对照组基因表达水平；MMP-2 的基因表达水平在滑膜成纤维细胞受力学拉伸 2h 后达到最大值，为对照组的 3.48 倍。总之，12%的损伤性力学加载促进了滑膜成纤维细胞中 MMP-1、MMP-2 和 MMP-3 的基因表达水平。

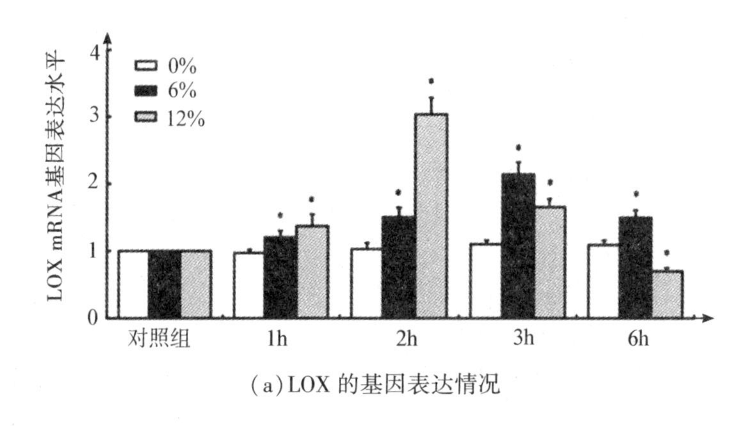

(a) LOX 的基因表达情况

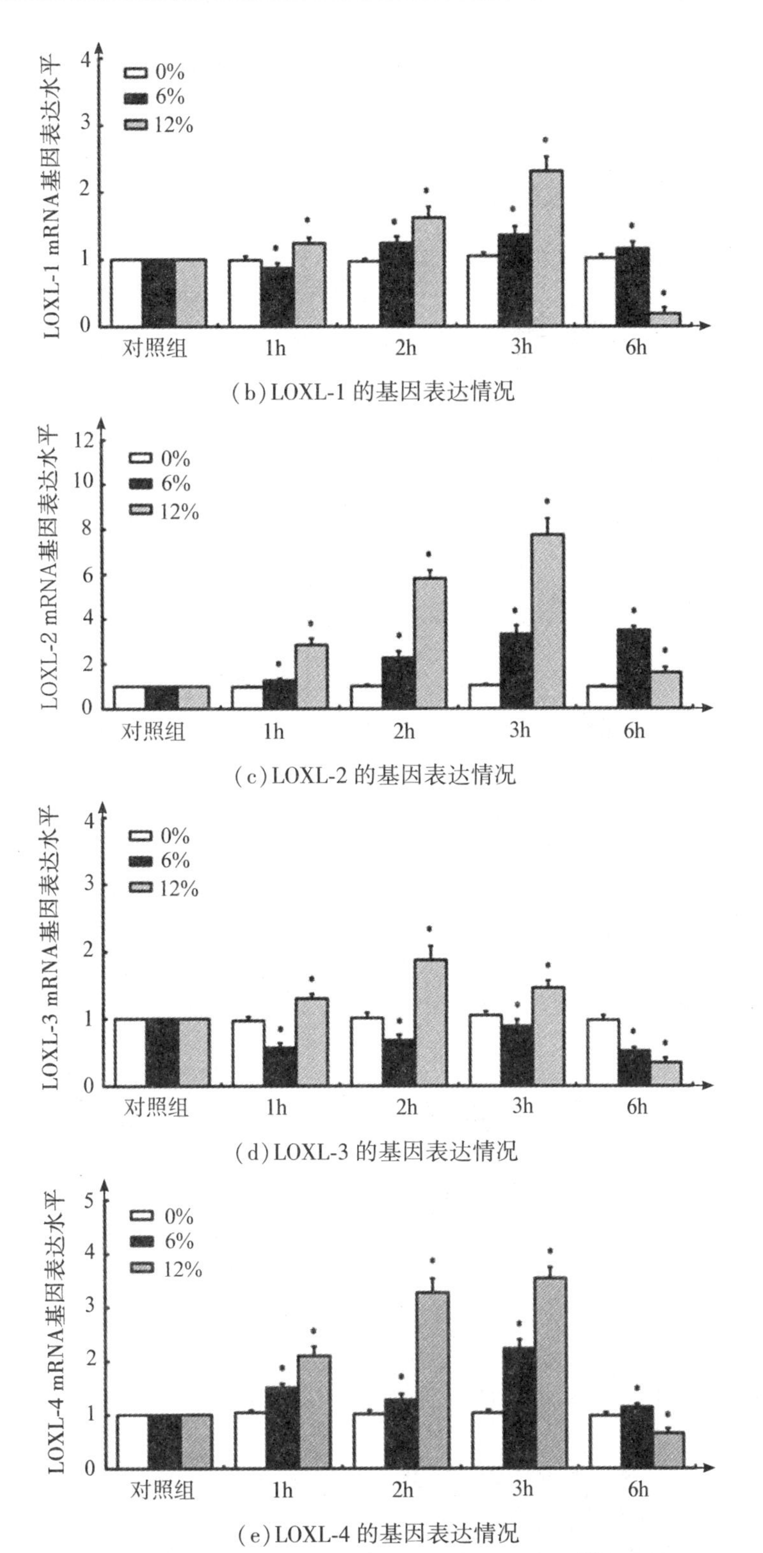

(b) LOXL-1 的基因表达情况

(c) LOXL-2 的基因表达情况

(d) LOXL-3 的基因表达情况

(e) LOXL-4 的基因表达情况

数据用单因素方差分析方法进行分析。* 表示与对照组相比具有显著性差异($p<0.05$)

图 2.5 生理性(6%)和损伤性(12%)力学拉伸对滑膜成纤维细胞 LOXs mRNA 基因表达的影响

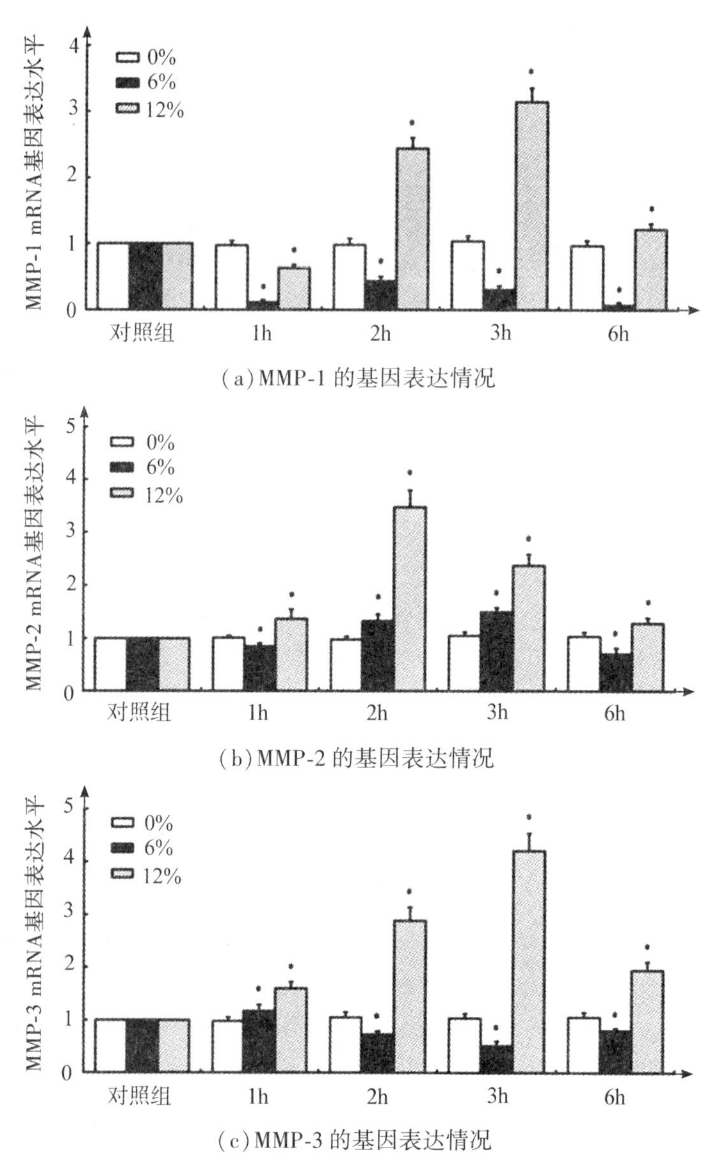

(a) MMP-1 的基因表达情况

(b) MMP-2 的基因表达情况

(c) MMP-3 的基因表达情况

数据用单因素方差分析方法进行分析。* 表示与对照组相比具有显著性差异($p<0.05$)

图 2.6　生理性(6%)和损伤性(12%)力学拉伸对滑膜成纤维细胞 MMPs mRNA 基因表达的影响

2.5　分析与讨论

本研究所用的等双轴拉伸装置已在本实验室沿用多年，它可以对滑膜成纤维细胞施加 5%~15%的二维力学加载[118-119]。这一加载装置在其他实验室也被广泛使用，并因此获得一定的科研成果[14,120-122]。生物力学研究指出 ACL 和 MCL 在正常活动中所受应力在 4%~5%，当膝盖受到外力时，其所承受的应力可增加到 7.7%左右[110,121-122]。因此，本实验在体外对细胞施加的6%的机械拉伸模拟了细胞在正常生理条件下受到的力学刺激，0%作为实验对照组。先前研究发现韧带或者肌腱发生断裂损伤时所受应力在12%~19%[14,123]，因此本实验选用12%的机械拉伸模拟了细胞损伤状态下受到的力学刺激。接种于等双轴拉伸装置硅胶膜上的滑膜成纤维细胞黏附、增殖、迁移以及向周围环境释放ECM成分，并且细胞与细胞之间或细胞与ECM组分之间会产生交流，由此模拟了关节内滑膜组织内环境。

研究结果发现6%生理性力学拉伸促进了滑膜成纤维细胞中LOXs(除了LOXL-3)的表达。这种现象是一种生理适应过程，滑膜的这种生理适应现象在其他结缔组织中也存在。例如，先前的动物实验模型发现生理性力学加载促进了肌腱和骨骼肌中LOX的表达。这种适应性会提高结缔组织的力学强度，并承担在日常生活中所受到的力学加载。与LOXs相反，6%生理性力学拉伸抑制了滑膜成纤维细胞中MMP-1、MMP-2、MMP-3的表达。这种生理性力学刺激对MMPs的抑制效应在对其他结缔组织或细胞的研究中也出现过，如：MCL、肌腱、半月板、软骨细胞和RA滑膜细胞[124-126]。这种结果的一致性证明了适当的锻炼对于维持结缔组织稳态以及治疗关节炎等疾病发挥着重要作用。

然而王平等[119]的研究发现在6%生理性力学拉伸下，RA滑膜细胞中MMP-3的表达并没有改变[119]。这种差异性可能是由于细胞表型(如：形态、凋亡和信号途径)不同造成的[127-129]。此外，Breshears等[130]对犬前十字韧带细胞施加4%生理性力学刺激后，发现受力细胞中MMP-3的表达量也无变化。这种差异性可以用以下原因解释：首先细胞类型不同，本次试验用的是人膝关节滑膜细胞，而Breshears的研究中所用细胞取自于犬前十字韧带；其次，Breshears等选用的是非等轴周期性加载，而本次实验选用的是等轴静态加载；最后，加载力度不同。Breshears等对韧带细胞施加的4%生理性力学加载可能不足以调节细胞中MMP-3的表达。

为了模拟体内真实受力情况，我们对滑膜成纤维细胞施加了12%的损伤性拉伸应力，结果发现力学加载上调了滑膜细胞中MMP-1、MMP-2、MMP-3的表达。损伤性力学加载对滑膜成纤维细胞中MMPs的促进作用也存在于其他成纤维细胞中，如：韧带成纤维细胞[14]、成纤维样软骨细胞、肌腱成纤维细胞、心肌成纤维细胞等[131]。然而Spindler等[132]采用原位杂交技术并没有在损伤的ACL中发现MMP-1、MMP-2的表达。这一结果与本实验的差异性可能是由于细胞类型不同或者技术灵敏度造成的。

滑膜成纤维细胞在损伤性力学刺激下产生的MMPs还可以进一步激活其他MMP成员，如：MMP-1可以激活酶原形式MMP-2，活性MMP-2可以激活酶原形式MMP-13，MMP-3可以激活MMP-1、MMP-9和MMP-13[133]。这种MMPs之间的相互作用使滑液中形成了一种复杂的蛋白酶网络，从而增加了滑液中MMPs的浓度。此外，与MCL所处微环境相比，交叉韧带处于一个相对密闭的微环境，更有利于MMPs的积累，从而增加了MMPs的降解能力。然而，LOXs的表达却受到12%的损伤性拉伸应力抑制。LOXs的下调将会降低细胞外基质的力学强度，使基质更容易被MMPs降解。滑膜成纤维细胞中表达失衡的LOXs和MMPs分泌进入滑液中，会破坏交叉韧带重塑过程中细胞外基质降解与合成的平衡，不利于韧带愈合。以上结果说明受损交叉韧带无法愈合不仅与其自身因素有关，还与韧带损伤后关节腔内微环境的改变有关，其中滑膜对于关节腔内微环境的改变起着重要的调控作用，并且这种调控作用受到了力学刺激的影响。因此，在研究交叉韧带愈合过程中，滑膜的作用是不能忽视的。

鉴于滑膜在交叉韧带愈合过程中的重要性，抑制滑膜细胞中 MMPs 的表达和活性或者促进 LOXs 的表达将是提高交叉韧带愈合能力的治疗靶点。目前已设计出多种 MMPs 的化学抑制剂(如：西马司他、瑞马司他、伊洛马司他、多西环素等)[134]，研究者选用多西环素和伊洛马司他作用于损伤肌腱，发现它们可以通过抑制 MMP-13 的活性来维持肌腱的完整性[135]。但这几种抑制剂会产生一定的副作用，临床效果并不乐观。从信号通路入手筛选信号分子抑制剂可能会有更广泛的效果。研究发现，NF-kB、AP-1 和 JNK 信号通路能够影响细胞中 MMPs 的表达，以此为依据，设计 MMPs 抑制剂来阻止 MMPs 的产生[14, 136-138]。先前研究发现 TGF-β_1 能够促进 ACL 成纤维细胞增殖、细胞外基质合成[139]和 LOXs 的表达[15]，根据这一结果我们推测 TGF-β_1 也许也能够促进滑膜成纤维细胞中 LOXs 的表达。

然而，必须强调本次实验只是部分模拟了交叉韧带损伤后的力学环境，并不代表体内真实的生理环境。因为在交叉韧带损伤后，滑液中细胞因子(IL-1β、TNF-α 和 TGF-β_1)都表现出升高趋势[21]，这些因子可能会像力学因子一样调节滑膜成纤维细胞中 MMPs 和 LOXs 的表达。

2.6　本章小结

本章研究内容以先前的动物实验为基础，通过等双轴拉伸装置对体外培养的人滑膜成纤维细胞施加力学拉伸，探讨交叉韧带受损后滑膜组织的关节腔微环境调控作用。研究力学加载对滑膜成纤维细胞中 LOXs 和 MMP-1、MMP-2、MMP-3 的基因表达的影响，结果显示：

(1)交叉韧带在生理条件下受到力学拉伸的同时，滑膜组织同样也会受到力学作用。本章模拟滑膜在体内的受力环境，对其施加 6%生理性力学拉伸，结果发现 6%力学加载促进了滑膜成纤维细胞中 LOXs(除 LOXL-3 外)各个成员的表达，这种现象属于一种生理适应过程，在其他结缔组织中也存在。相反，6%力学拉伸抑制了滑膜成纤维细胞中 MMP-1、MMP-2、MMP-3 的表达。

(2)当交叉韧带受到外力损伤断裂的同时，滑膜组织同样也会由于机械损伤而被破坏。为了模拟滑膜在体内的受力环境，本章实验对滑膜成纤维细胞施加 12%的损伤性力学拉伸，结果显示损伤性力学拉伸降低了滑膜成纤维细胞中 LOXs(除 LOXL-2 外)的表达，促进了 MMP-1、MMP-2、MMP-3 的表达。

(3)滑膜成纤维细胞受力的 1~3h 里，LOXs 的表达呈现机械强度依赖性增加，即 12%的力学拉伸对 LOXs 的促进作用强于 6%的力学拉伸对 LOXs 的促进作用；对于 MMPs，在滑膜成纤维细胞受力的 6h 里，其表达量始终呈现机械强度依赖性增加。

在损伤性力学刺激下，滑膜成纤维细胞中表达失衡的 LOXs 和 MMPs 分泌进入关节液，造成关节腔中交叉韧带重塑过程的失衡，不利于韧带修复。说明受损交叉韧带无法愈合不仅与其自身因素有关，还与韧带损伤后关节腔内微环境的改变有关，其中滑膜对于关节腔内微环境的改变起着重要的调控作用，并且这种调控作用受到了力学刺激的影响。因此，在研究交叉韧带愈合过程中，滑膜的作用是不能忽视的。

第3章　TNF-α和IL-1β对滑膜成纤维细胞中LOXs和MMP-1、MMP-2、MMP-3基因表达的影响

3.1　引言

上一章生物力学实验发现交叉韧带损伤后，滑膜成纤维细胞可以通过LOXs和MMP-1、MMP-2、MMP-3的产生来调节膝关节腔内的微环境，进而影响交叉韧带的愈合。

在ACL损伤后关节液中炎症因子IL-1α、IL-1β和TNF-α的表达量都增加[21]。ACL成纤维细胞不仅对力学刺激敏感，而且对炎症因子也非常敏感。高浓度的炎症因子可以通过多种途径抑制交叉韧带愈合，如：抑制ACL成纤维细胞迁移[140]、下调胶原和弹性蛋白的表达[141]以及促进ACL成纤维细胞凋亡[142]。王业全等[143]研究发现，IL-1β和TNF-α能够诱导ACL成纤维细胞中MMP-2活性的增加，谢静等[16-17]研究进一步指出在TNF-α和IL-1β的作用下，与MCL成纤维细胞相比，ACL成纤维细胞中低表达量的LOXs和高表达量的MMPs使细胞外基质趋于降解状态，不利于交叉韧带的愈合，这也被认为是炎症因子抑制交叉韧带愈合的另一途径。

除了ACL，其他膝关节组织，如：软骨、半月板和滑膜也受到炎症因子的调节。特别是滑膜，已有大量关于关节疾病(如：类风湿性关节炎和骨性关节炎)发病机理的研究结果指出，滑膜细胞通过分泌MMPs参与关节腔微环境调节这一功能是受到炎症因子调节的[57, 144]。在研究交叉韧带愈合过程中，王业全等[118]研究同样指出在炎症因子的刺激下，滑膜成纤维细胞通过分泌MMP-2参与了关节腔微环境的调控。在炎症因子的刺激下，滑膜是否通过分泌其他MMPs成员和LOXs来改变关节腔微环境进而参与交叉韧带愈合，目前还没有相关报道。因此本章体外实验研究炎症因子(TNF-α和IL-1β)对滑膜成纤维细胞中LOXs和MMP-1、MMP-2、MMP-3基因表达的影响，从而探讨滑膜在交叉韧带愈合过程中的关节腔微环境调控作用。

3.2　实验材料、仪器与试剂

3.2.1　实验材料

医用手术器械(镊子、眼科剪)	江阴滨江医疗制备厂
医用脱脂棉球	江苏惠利生物科技有限公司
烧杯、玻璃滴管、容量瓶	重庆医药化玻有限公司

细胞培养瓶(细胞生长面积分别为 $25cm^2$、$75\ cm^2$)　美国 Corning 公司
冻存管　美国 Corning 公司
移液管　重庆医药化玻有限公司

3.2.2　实验仪器

超声波清洗器　昆山市超声仪器有限公司
恒温水浴箱　江苏省金坛市医疗仪器厂
Milli Q Plus 超级纯水仪　美国 Millipore 公司
CO_2恒温培养箱　美国 Thermo Forma 公司
高压灭菌锅　重庆创新多维计量有限公司
电子天平　上海恒平科学仪器有限公司
磁力搅拌器　江苏省金坛市医疗仪器厂
电子 pH 酸度计　美国 Bio-Rad 公司
超净工作台　苏州空气净化设备公司
注射器　重庆海韵生物技术公司
普通冰箱　中科美菱低温科技有限责任公司
超低温(-80℃)冰箱　美国 Thermo Forma 公司
倒置显微镜　日本 Olympus(奥林巴斯)公司
移液枪　德国 Eppendorf 公司
液氮罐　美国 Thermo Fisher 科技公司
离心机　德国 Eppendorf 公司
小型台式涡旋仪　美国 Bio-Rad 公司
定量 Real Time-PCR　美国 Bio-Rad 公司
酶标仪(model 550)　美国 Bio-Rad 公司
脱色摇床　江苏省金坛市医疗仪器厂
蛋白分子电泳仪　美国 Bio-Rad 公司
凝胶成像系统　美国 Bio-Rad 公司

3.2.3　实验试剂

高糖 DMEM 干粉培养基　美国 Gibco 公司
$NaHCO_3$　重庆吉元化学试剂有限公司
L-谷氨酰胺　美国 Sigma 公司
胎牛血清　美国 HyClone 公司
胰蛋白酶粉剂　美国 HyClone 公司
医用酒精　重庆医药化玻有限公司
二甲基亚砜　美国 Sigma 公司
青霉素与链霉素(双抗)　北京鼎国生物有限公司
PBS 缓冲液　北京中杉金桥生物技术公司
高纯总 RNA 快速提取试剂盒　北京百泰克生物技术公司

反转录 cDNA 试剂盒	美国 Fermentas 公司
引物	上海生物工程技术服务有限公司 上海英俊公司
反转录酶	美国 Fermentas 公司
DEPC 水	北京天根生化科技有限公司
PCR MasterMix(2×)	美国 Fermentas 公司
SYBR Green PCR 扩增试剂盒	Takara 宝生物工程有限公司(大连)
丙烯酰胺	美国 Sigma 公司
Tris-base	美国 Sigma 公司
双甲叉丙烯酰胺	美国 Sigma 公司
十二烷基磺酸钠	美国 Sigma 公司
HCl 溶液	重庆川东化工有限公司
甘氨酸	美国 Sigma 公司
明胶	美国 Sigma 公司
Triton-X-100	美国 Sigma 公司
过硫酸铵	美国 Sigma 公司
甲醇	重庆川东化工有限公司
甘油	重庆川东化工有限公司
$CaCl_2$	重庆吉元化学试剂厂
NaCl	重庆川东化工有限公司
冰醋酸	重庆川东化工有限公司
TEMED	重庆川东化工有限公司
考马斯亮蓝	美国 Sigma 公司
溴酚蓝	美国 Sigma 公司
BCA 蛋白定量试剂盒	北京百泰克生物科技公司
细胞白介素	美国派普泰克(Peprotech)公司
肿瘤坏死因子	美国派普泰克(Peprotech)公司

3.2.4 实验试剂的配制

(1)30%丙烯酰胺(Acrylamide/bis)溶液：分别称取 14.55g 丙烯酰胺和 0.45g 双甲叉丙烯酰胺，加入 35mL 双蒸水，搅拌溶解后定容至 50mL，放入 4℃冰箱保存(可保存 1 个月)。

(2)1.5mol/L Tris-HCl 缓冲溶液（pH=8.8）：分别将称取的 9.08g Tris 和 2g SDS 放入烧杯，加入 40mL 双蒸水，用 4mol/L HCl 将溶液 pH 值调节至 8.8，最后定容至 50mL，4℃冰箱保存。

(3)0.5mol/L Tris-HCl 缓冲溶液（pH=6.8）：分别将称取的 3.03g Tris 和 2g SDS 放入烧杯，加入 40mL 双蒸水，用 4mol/L HCl 将溶液 pH 值调节至 6.8，最后定容至 50mL，4℃冰箱保存。

(4)10%十二烷基磺酸钠(SDS)溶液：将称取的 10g SDS 放入烧杯，加入 90mL 双蒸水，在 50℃水浴下充分溶解，最后定容至 100mL，室温下保存。

(5)2.5mg/mL 明胶溶液：将 0.25g 明胶放入 100mL 双蒸水中，37℃水浴至完全溶解，4℃冰箱保存。

(6)10%过硫酸铵(APS)溶液：称取 0.1g 过硫酸铵，溶解于 1mL 双蒸水中，4℃冰箱保存(保存时间不超过 1 周)。

(7)1×电泳缓冲溶液：分别称取 3.03g Tris-base、18.8g 甘氨酸和 1g SDS，用双蒸水定容至 1000mL，室温下保存(可以重复利用)。

(8)2.5%Triton-X-100 溶液：将量取的 25mL Triton-X-100，用双蒸水定容至 1000mL，4℃冰箱保存。

(9)蛋白裂解缓冲溶液：分别将称取的 2.77g 氯化钙、14.61g 氯化钠和 3.03g Tris-base 放入烧杯，加入 400mL 双蒸水充分溶解后，将 pH 值调至 7.8，最后用双蒸水定容至 500mL，4℃冰箱保存。

(10)考马斯亮蓝染液：将 45mL 双蒸水、45mL 甲醇和 10mL 冰醋酸与 0.25g 考马斯亮蓝充分溶解，用双蒸水定容至 100mL，过滤两次去除沉淀后，室温下保存。

(11)上样缓冲溶液：将吸取的 3.125mL Tris(0.5mol/L，pH=6.8)、3.75mL 10%SDS 和 6.25mL 87%甘油与 0.003g 溴酚蓝充分溶解，用双蒸水定容至 25mL。

(12)脱色液：将 525mL 双蒸水、400mL 甲醇与 75mL 冰醋酸充分溶解混匀，室温下放置。

3.3　实验方法

3.3.1　细胞培养

方法见第 2 章 2.3.1 节。

3.3.2　炎症因子处理

(1)复苏的滑膜成纤维细胞在含有 10%胎牛血清的高糖培养基中培养并达到 70%~80%的融合；

(2)在进行炎症因子处理之前，将培养液中血清体积分数换为 2%继续培养 16h；

(3)饥饿后换用含有不同浓度的 TNF-α (1ng/mL、5ng/mL、10ng/mL、20ng/mL)和 IL-1β (1ng/mL、5ng/mL、10ng/mL、20ng/mL)的 1%血清浓度的高糖培养基培养 3h；

(4)提取 1h、2h、3h、6h 时间点的总 RNA 用于 Real-Time PCR 实验，提取 24h、48h、72h 时间点的上清液用于酶谱实验。

3.3.3　Real-Time PCR

方法见第 2 章 2.3.4 节。

3.3.4　明胶酶谱

1. 原理

将样品用十二烷基硫酸钠-聚丙烯酰胺凝胶电泳(SDS-PAGE，含 0.1%的明胶)进行分离。在电泳过程中，十二烷基硫酸钠(SDS)与样品中的MMPs进行了可逆性结合，这种结合破坏了MMPs中的氢键和疏水键，使其不能发挥分解明胶的作用。当电泳过程结束后，将凝胶放入含有二价金属离子的Triton-X-100缓冲溶液中。由于SDS与Triton-X-100结合后，SDS功能丧失，从而使MMPs恢复了原有活性。恢复活性的MMP-2在其各自的迁移位置水解凝胶中的明胶。然后，把凝胶放入考马斯亮蓝溶液中进行染色，再用脱色液脱色。最后将凝胶放入凝胶成像系统中进行照射，在蓝色背景下可呈现白色条带。条带亮度与MMP-2活性相关，条带越亮，MMP-2活性越强。

2. 实验步骤

(1)提取样品。

吸取不同拉伸条件下的细胞上清液，将其放入收集管中，然后在4℃条件下以12000r/min离心10min，去除上清液中死细胞以及其他杂质。

(2)BCA法定量。

在碱性条件下，蛋白质可以与二价铜离子络合，并将其还原成一价铜离子。两分子BCA与一个一价铜离子螯合，形成稳定的紫色反应物。该反应物在562nm处具有较高光吸收值，其吸光度与蛋白质浓度呈正比，根据这一原理可以测定蛋白质浓度。

(3)明胶酶谱法检测样品中MMP-2的活性。

①10mL 10%分离胶的制备：依次将3.3mL 30%丙烯酰胺溶液、3.2mL 2.5mg/mL明胶溶液、1mL甘油、2.5mL Tris-HCl缓冲溶液（1.5mol/L，pH=8.8）、4μL TEMED和100μL 10%过硫酸铵(APS)溶液加入烧杯后，立即搅拌混匀，然后沿制胶板一边将溶液缓慢地注入，以免产生气泡，加到距玻璃板上沿2~3cm处停止灌胶。在分离胶上层横向均匀滴加双蒸水，覆盖在胶的表面，以保持胶液面的平整性。在室温下放置30min以后，发现清晰的两相分界线，就说明分离胶已制备好。把上层水倒掉，用滤纸进一步把水分吸干。

②4mL 4%浓缩胶的制备：依次将0.53mL 30%丙烯酰胺溶液、2.08mL双蒸水、0.4mL甘油、1.01mL Tris-HCl缓冲溶液（0.5mol/L，pH=6.8）、2.7μL TEMED和30μL 10%过硫酸铵(APS)溶液加入烧杯后，立即搅拌混匀并加入胶板，在胶凝固以前，插入梳子。在室温下放置至少90min。

③浓缩胶制备好以后，轻轻拔出梳子，倒入1×电泳缓冲溶液，保证液面浸没整个电泳装置。

④上样：用微量进样器将样品依次加入小孔中。

⑤电泳：首先将电压调至60V，电泳30~60min，当溴酚蓝指示带移动到浓缩胶以下并且形成一条清晰的条带时，将电压切换至110V继续电泳，直到溴酚蓝指示带移出分离胶。

⑥复性：切除浓缩胶后，将分离胶放入2.5% Triton-X-100溶液中洗脱3次，每次20min。

⑦活化：将洗脱后的分离胶放入蛋白裂解缓冲溶液中，在37℃孵箱中孵育14~16h后，再用2.5%Triton-X-100溶液洗脱3次，每次20min。

⑧染色：放入考马斯亮蓝R-250中染色1h。

⑨脱色：把胶放入脱色液中，脱色30min，直到看到亮而清晰的条带，一般脱色3～4次。

⑩分析：利用凝胶成像系统进行扫描分析。

3.3.5 统计学处理

运用SPSS 13.0统计软件对所得数据进行单因素方差分析，各组实验数据显著性水平临界值为$p=0.05$。

3.4 实验结果

3.4.1 不同浓度TNF-α对滑膜成纤维细胞中LOXs和MMPs（MMP-1、MMP-2、MMP-3）基因表达的影响

如图3.1(a)所示，在不同浓度TNF-α（1ng/mL、5ng/mL、10ng/mL、20ng/mL）的影响下，滑膜成纤维细胞中LOX和LOXL-3的表达量呈浓度依赖性下调至对照组水平以下，分别为对照组的1.27，1.11，0.91，0.86倍和0.97，0.77，0.63，0.4倍。与对照组相比，1ng/mL TNF-α促进了细胞中LOXL-1的表达，而5ng/mL、10ng/mL、20ng/mL TNF-α却抑制了LOXL-1的表达，其中10ng/mL TNF-α对LOXL-1表达的抑制最小(0.96倍)。在不同浓度的TNF-α（1ng/mL、5ng/mL、10ng/mL、20ng/mL）影响下，滑膜成纤维细胞中LOXL-2的表达量分别为对照组的0.86，1.18，0.53，0.65倍，即10ng/mL TNF-α对细胞中LOXL-2表达的抑制能力最大。不同浓度的TNF-α（1ng/mL、5ng/mL、10ng/mL、20ng/mL)下调了LOXL-4的表达，从5ng/mL开始，其表达变化呈浓度依赖性下调。

如图3.1(b)所示，与对照组相比，不同浓度TNF-α（1ng/mL、5ng/mL、10ng/mL、20ng/mL)上调了滑膜成纤维细胞中MMP-1和MMP-2的表达，在5ng/mL TNF-α的影响下，细胞中MMP-1和MMP-2的表达量达到最大值，分别为对照组的3.76倍和2.28倍。滑膜成纤维细胞中MMP-3的表达量以浓度依赖性方式增加。

3.4.2 不同浓度IL-1β对滑膜成纤维细胞中LOXs和MMPs（MMP-1、MMP-2、MMP-3）基因表达的影响

如图3.2(a)所示，IL-1β对滑膜成纤维细胞中不同LOXs成员的调节方式具有相似性。与对照组相比，1ng/mL IL-1β上调了滑膜成纤维细胞中LOXs的表达。在5～20ng/mL范围内的IL-1β以浓度依赖性方式促进了LOXs的表达。不同的是5ng/mL IL-1β抑制了细胞中LOXL-2和LOXL-3的表达，而促进了LOX、LOXL-1和LOXL-4的表达。

如图3.2(b)所示，IL-1β（1ng/mL、5ng/mL、10ng/mL、20ng/mL)上调了滑膜细胞中MMP-1、MMP-2和MMP-3的表达。在5ng/mL IL-1β的影响下，滑膜成纤维细胞中MMP-1和MMP-3的表达量达到最大值，分别为对照组的4.76倍和3.82倍。MMP-2的表达量以浓度依赖性方式增加，在最高浓度(20ng/mL)的影响下，其表达量增加了2.6倍。

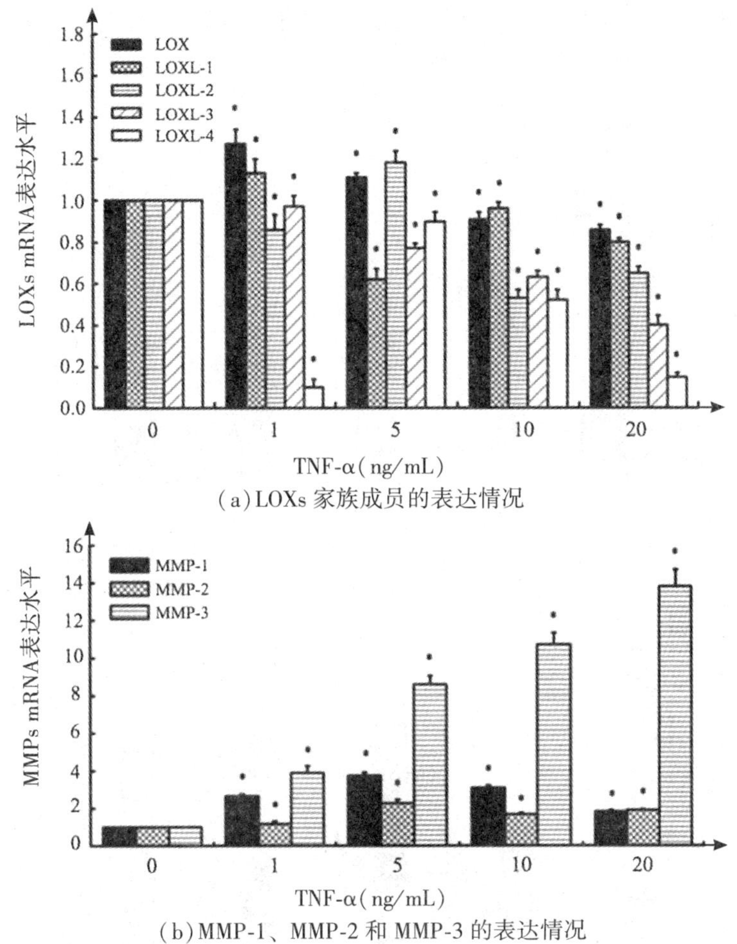

(a)LOXs 家族成员的表达情况

(b)MMP-1、MMP-2 和 MMP-3 的表达情况

数据用单因素方差分析方法进行分析。* 表示与对照组相比具有显著性差异($p<0.05$)

图 3.1　不同浓度 TNF-α 对滑膜成纤维细胞中 LOXs 和 MMPs 基因表达的影响

3.4.3　TNF-α 和 IL-1β 对滑膜成纤维细胞中 LOXs 和 MMPs（MMP-1、MMP-2、MMP-3)基因表达的影响

如图 3.3 所示，10ng/mL TNF-α 抑制了滑膜成纤维细胞中 LOXs 的表达。而 10ng/mL IL-1β 以时间依赖性方式促进了滑膜成纤维细胞中 LOX 的表达，当 TNF-α 与 IL-1β 共同作用于滑膜成纤维细胞时，LOX 的表达量下降到对照组水平以下，但仍高于 10ng/mL TNF-α 单独对 LOX 的作用。10ng/mL IL-1β 同样也上调了滑膜成纤维细胞中 LOXL-1 和 LOXL-3 的表达，其中 LOXL-1 的表达在 3h 达到最大值(为对照组的 1.51 倍)，LOXL-3 的表达在 2h 达到最大值(为对照组的 1.68 倍)。当 TNF-α 与 IL-1β 共同作用于滑膜成纤维细胞时，细胞中 LOXL-1 和 LOXL-3 的表达下调，到 6h 时，表达量低于 TNF-α 和 IL-1β 单独对 LOXL-1 和 LOXL-3 的作用。与 LOX、LOXL-1 和 LOXL-3 相反，10ng/mL IL-1β 抑制了滑膜成纤维细胞中 LOXL-2 和 LOXL-4 的表达。当 TNF-α 与 IL-1β 共同作用于滑膜成纤维细胞时，细胞中 LOXL-2 和 LOXL-4 的表达继续下调，在作用 6h 时，LOXL-2 和 LOXL-4 的表达

量高于 10ng/mL TNF-α 单独对它们的作用，但却低于 10ng/mL IL-1β 单独对它们的作用。

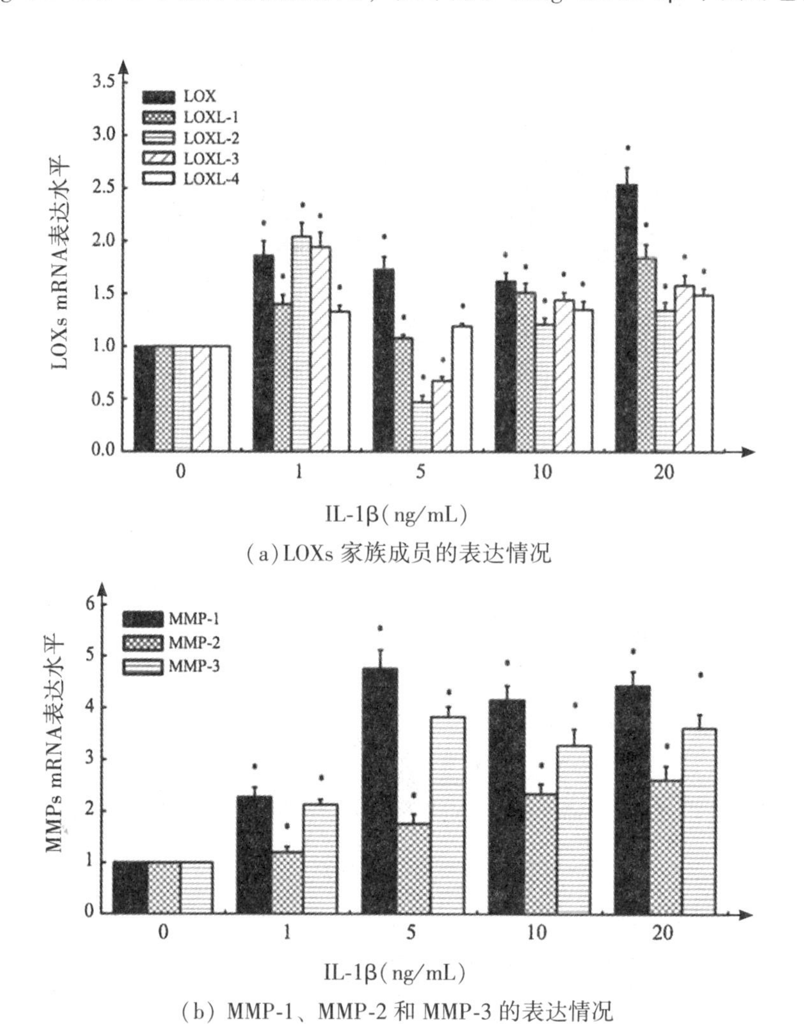

(a) LOXs 家族成员的表达情况

(b) MMP-1、MMP-2 和 MMP-3 的表达情况

数据用单因素方差分析方法进行分析。＊表示与对照组相比具有显著性差异($p<0.05$)

图 3.2　不同浓度 IL-1β 对滑膜成纤维细胞中 LOXs 和 MMPs 基因表达的影响

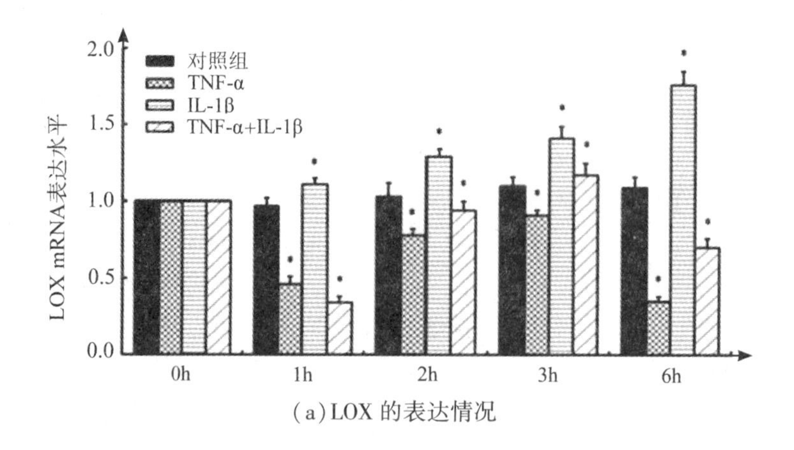

(a) LOX 的表达情况

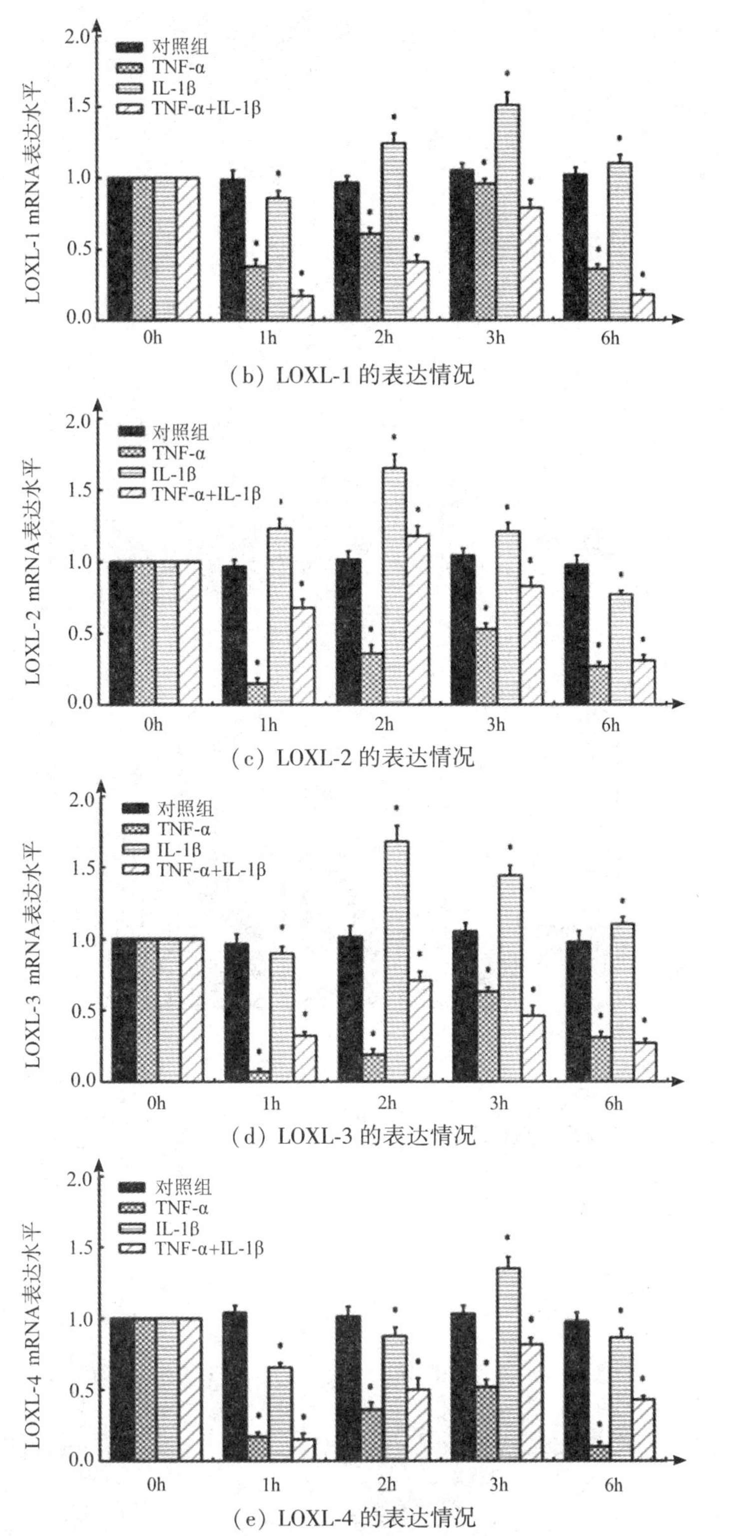

(b) LOXL-1 的表达情况

(c) LOXL-2 的表达情况

(d) LOXL-3 的表达情况

(e) LOXL-4 的表达情况

数据用单因素方差分析方法进行分析。* 表示与对照组相比具有显著性差异($p<0.05$)

图 3.3 TNF-α 和 IL-1β 引起正常滑膜成纤维细胞中 LOXs 随时间变化的表达情况

如图 3.4 所示，TNF-α 和 IL-1β 单独作用于滑膜成纤维细胞时，MMP-1、MMP-2 和 MMP-3 基因表达呈上调趋势，其中 MMP-2 以时间依赖性方式增加。当 TNF-α 与 IL-1β 共同作用于滑膜成纤维细胞时，MMP-1、MMP-2 和 MMP-3 的表达量进一步增加，远远高于 TNF-α 和 IL-1β 单独对它们的作用。

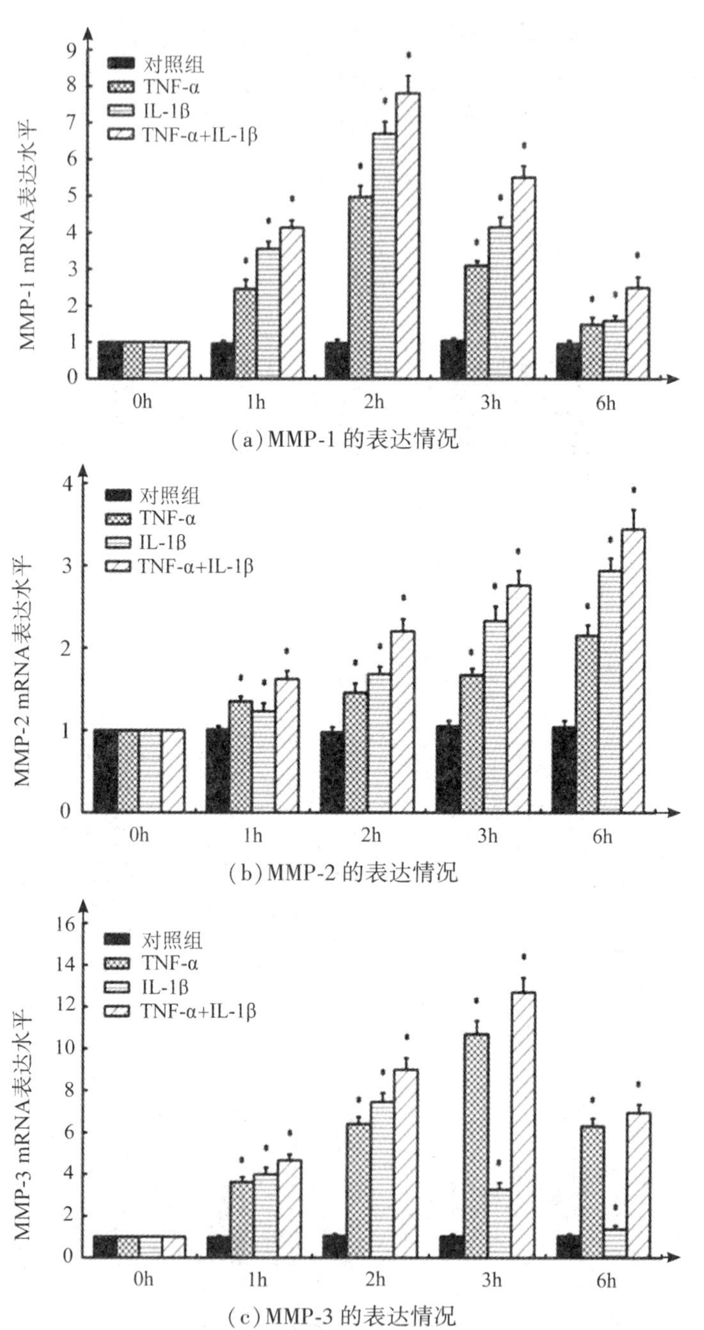

(a) MMP-1 的表达情况

(b) MMP-2 的表达情况

(c) MMP-3 的表达情况

数据用单因素方差分析方法进行分析。* 表示与对照组相比具有显著性差异($p<0.05$)

图 3.4　TNF-α 和 IL-1β 引起正常滑膜成纤维细胞中 MMPs 随时间变化的表达情况

3.4.4 TNF-α 和 IL-1β 对滑膜成纤维细胞中 MMP-2 活性的影响

结果显示(图 3.5)，TNF-α 和 IL-1β 对滑膜成纤维细胞中 MMP-2 活性的影响具有时间依赖性和浓度依赖性。不同浓度的 TNF-α（1ng/mL、10ng/mL、20ng/mL)作用滑膜成纤维细胞 72h 后，细胞的 MMP-2 活性分别是对照组的 1.32、1.38 和 1.62 倍。不同浓度的 IL-1β（1ng/mL、5ng/mL、10ng/mL）作用滑膜成纤维细胞 72h 后，细胞的 MMP-2 活性分别是对照组的 1.54 倍、1.86 倍和 2.3 倍。当 TNF-α 与 IL-1β 共同作用于滑膜成纤维细胞时，MMP-2 的活性达到 2.6 倍。

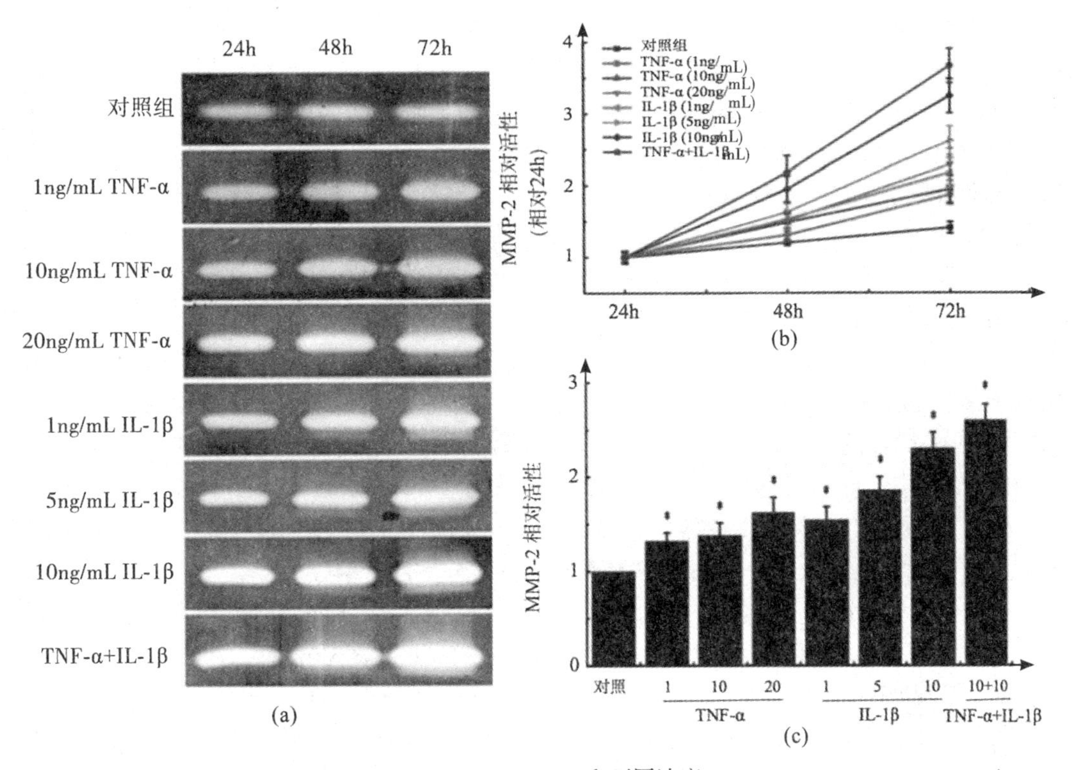

(a)不同浓度(1ng/mL、10ng/mL、20ng/mL) TNF-α 和不同浓度(1ng/mL、5ng/mL、10ng/mL) IL-1β 处理滑膜成纤维细胞，收集 24h、48h 和 72h 不同时间点的样品进行酶谱分析。(b) TNF-α 和 IL-1β 对滑膜成纤维细胞 MMP-2 活性随时间变化的影响。(c) 对照组与各处理组之间 MMP-2 的活性存在显著性差异。数据用单因素方差分析方法进行分析。* 表示与对照组相比具有显著性差异($p<0.05$)

图 3.5 TNF-α 和 IL-1β 对滑膜成纤维细胞中 MMP-2 活性的影响

3.5 分析与讨论

组织修复是一个复杂的过程，它依赖于各种组织、细胞以及调节因子的相互作用[145]。在这些调节因子中，特别是由固有成纤维细胞和炎症细胞分泌的炎症因子 TNF-α

与IL-1β对于组织修复起着至关重要的作用。尽管TNF-α与IL-1β的结构以及它们各自所结合的受体不同，但它们的功能方式相似，通常以协同作用完成其调节作用的发挥[146]。它们影响着成纤维细胞的增殖和趋化、细胞外基质蛋白的合成与降解以及免疫反应的调节[147]。然而，过量的炎症因子会对组织修复产生一定副作用，甚至会抑制修复。

交叉韧带损伤以后，滑液中TNF-α的表达量增加。TNF-α能够促进滑膜细胞产生IL-1，IL-1本身也能够增加TNF-α的活性[148]。此外，TNF-α与IL-1β还能够诱导滑膜细胞和软骨细胞分泌一种对淋巴细胞分化具有促进功能的炎症因子即IL-6[149]。这些炎症因子之间的相互促进作用将会增加滑液中炎症因子的含量。由于膝关节腔是一个由滑膜包裹着的封闭腔室，这更促进了炎症因子在腔室内的积累，从而大大增加了滑液中炎症因子的浓度。高浓度的炎症因子可以通过抑制ACL成纤维细胞迁移和I型胶原合成，以及促进ACL成纤维细胞凋亡的方式来抑制ACL愈合[140-142]。此外还可以通过促进ACL成纤维细胞中MMP-2活性以此破坏细胞外基质合成与降解平衡来抑制ACL愈合[143]。在此基础上，研究进一步发现，TNF-α与IL-1α的共同作用大大增强了滑膜成纤维细胞中MMP-2的活性，说明滑膜对炎症因子TNF-α与IL-1α具有敏感性，而且在调节关节腔微环境中起着非常重要的作用[118]。

交叉韧带损伤以后，不仅IL-1α的含量增加，它的异构体IL-1β也有明显增加。本章实验结果发现IL-1β和TNF-α都上调了滑膜成纤维细胞中MMP-1、MMP-2和MMP-3的基因表达。当这两种因子共同作用于滑膜成纤维细胞时，MMP-1、MMP-2和MMP-3的表达量高于单因子作用下它们在细胞中的表达量。酶谱结果显示IL-1β和TNF-α两种炎症因子都能增强MMP-2的活性，其中IL-1β的作用更为显著。滑膜成纤维细胞MMP-2的活性对IL-1β和TNF-α不仅有剂量依赖性还有时间依赖性。与单因子作用下的MMP-2活性相比，两种因子共同作用时对MMP-2的活性明显增强。实验结果进一步证明滑膜成纤维细胞对炎症因子的刺激非常敏感，并能促进MMPs的表达与活性的增强。

在IL-1β和TNF-α的作用下，滑膜成纤维细胞产生的MMPs分泌进入关节液，关节液中MMPs可激活其他MMPs成员。如MMP-1可以激活酶原形式MMP-2，活性MMP-2可以激活酶原形式MMP-13，MMP-3可以激活MMP-1、MMP-9和MMP-13[133]。这种MMPs之间的相互作用使滑液中形成了一种复杂的蛋白酶网络。此外，MMPs还是一种炎症因子转化酶。先前体外研究发现IL-1β和TNF-α能够被MMP-2、MMP-3、MMP-9等家族成员裂解而激活[150]。滑液中MMPs与MMPs之间以及MMPs与炎症因子之间的相互作用产生的恶性循环大大增加了MMPs与炎症因子的浓度。此外，关节腔是一个相对密封的微环境，被滑膜组织所包围的关节腔微环境有利于MMPs与炎症因子的累积。MMPs表达与活性的增加会破坏新组织合成与坏死组织降解之间的平衡，最终导致交叉韧带无法愈合。

研究者在利用免疫组化技术研究各种病理学过程中发现在炎症区域有LOXs的染色[151]，说明细胞因子对组织内的LOXs可能具有调节作用。本次实验结果发现TNF-α抑制了滑膜成纤维细胞中LOXs的表达。IL-1β同样抑制了滑膜成纤维细胞中LOXL-2和LOXL-4的表达，但却促进了细胞中LOX、LOXL-1和LOXL-3的表达。IL-1β对部分LOX成员的促进作用在其他成纤维样细胞中也存在，如：皮肤成纤维细胞[152]和肺成纤维细胞[153]。当两种因子共同作用于滑膜成纤维细胞时，全部LOXs成员下降至对照组水平以下。炎症因子对滑膜细胞中LOXs的抑制降低了基质交叉连接的程度，从而减弱了基质的力学性质，使基质更易被MMPs降解，因此破坏了细胞外基质合成与降解的平衡，造成交叉韧带无法愈合。

以上结果说明滑膜以关节腔微环境调控者身份参与了交叉韧带愈合过程，因此在研究交叉韧带愈合与修复过程中，滑膜组织的作用不容忽视。鉴于以上数据，抑制滑膜细胞中MMPs的表达和活性或者促进LOXs的表达和活性将是提高交叉韧带愈合能力的治疗靶点。除了上一章所阐述的通过信号通路或者MMPs抑制剂来抑制MMPs外，本章关于炎症因子与滑膜细胞中MMPs关系的研究指出，抑制炎症因子活性也是一种降低MMPs的表达，从而提高韧带愈合能力的途径。先前研究指出抗炎症因子(如：IL-4和IL-10)的加入能够抑制炎症因子活性，并有利于韧带愈合[154-155]。由于炎症因子发挥调节作用的第一步就是与自身受体相结合进而引发下游信号分子来激活MMPs，因此还可以通过合成一些能够阻止炎症因子与其受体结合的抑制剂来达到抑制MMPs活性的目的。针对这一机制，炎症因子抑制剂分为两种，第一种是与受体结合的拮抗剂，这种抑制剂与炎症因子竞争受体上同一个位点结合进而阻止因子与受体的结合。另一种炎症因子抑制剂是与细胞因子结合的蛋白，它通过与游离的炎症因子结合来阻止因子与受体的结合[156-158]。根据以上机理，目前已开发出多种药物，如：依那西普、英夫利昔单抗和阿达木单抗。这些生物制剂通过抑制炎症因子活性已用于多种炎性疾病的治疗，如：类风湿性关节炎(RA)、银屑病和炎性肠疾病等[159]。对于韧带修复，我们推测它们也可能会产生一定效果。

3.6 本章小结

本章通过研究炎症因子(TNF-α与IL-1β)对滑膜成纤维细胞中LOXs和MMP-1、MMP-2、MMP-3的基因表达以及MMP-2活性，得出以下结论：

(1)各个浓度(1ng/mL、5ng/mL、10ng/mL、20ng/mL)的TNF-α抑制了滑膜成纤维细胞中LOXs的基因表达，其中对LOX和LOXL-3表达量的抑制作用呈现浓度依赖性，却促进了滑膜成纤维细胞中MMP-1、MMP-2、MMP-3的基因表达及MMP-2的活性，且MMP-3的基因表达和MMP-2的活性具有显著浓度依赖性；各个浓度(1ng/mL、5ng/mL、10ng/mL、20ng/mL)的IL-1β促进了滑膜成纤维细胞中LOX、LOXL-1和LOXL-4的表达，对于LOXL-2和LOXL-3，1ng/mL IL-1β虽然促进了它们的表达，但5ng/mL IL-1β却又抑制了它们的表达，之后随着IL-1β浓度的增加，LOXL-2和LOXL-3的表达量逐渐上升到对照组水平以上。同样，各个浓度(1ng/mL、5ng/mL、10ng/mL、20ng/mL)的IL-1β也上调了滑膜成纤维细胞中MMP-1、MMP-2、MMP-3的表达及MMP-2活性，其中MMP-2的基因表达及活性呈浓度依赖性上调。

(2)10ng/mL TNF-α抑制了滑膜成纤维细胞中LOXs的表达，却促进了MMP-1、MMP-2、MMP-3的表达以及MMP-2的活性，且MMP-2的活性变化具有时间依赖性；10ng/mL IL-1β上调了滑膜成纤维细胞中LOX、LOXL-1和LOXL-3的表达量，其中LOX的表达变化呈现时间依赖性，但下调了滑膜细胞中LOXL-2和LOXL-4的表达水平。与TNF-α的作用形式一样，10ng/mL IL-1β同样上调了滑膜成纤维细胞中MMP-1、MMP-2、MMP-3的表达以及 MMP-2 的活性，且 MMP-2 的基因表达量及活性变化具有时间依赖性。

(3)TNF-α 与 IL-1β 的结合抑制了滑膜成纤维细胞中所有 LOXs 成员的表达，却以协同作用大大促进了滑膜细胞中 MMP-1、MMP-2、MMP-3 的表达及 MMP-2 的活性，并且 MMP-2 的基因表达量和活性变化呈时间依赖性增加。

研究结果表明在炎症环境下，滑膜成纤维细胞中表达失衡的 LOXs 和 MMPs 两种酶分泌进入关节液内，破坏了关节液中受损交叉韧带细胞外基质合成与降解的平衡，使其趋向于降解状态，这可能是交叉韧带难以愈合的一个重要原因。说明受损交叉韧带无法愈合不仅与其自身因素有关，还与韧带损伤后关节腔内微环境的改变有关，其中，滑膜对于关节腔内微环境的改变起着重要的调控作用，并且这种调控作用受到了炎症因子的影响。因此，在研究交叉韧带愈合与修复过程中，滑膜组织的作用不容忽视。

第4章 损伤性力学拉伸和TNF-α对滑膜成纤维细胞中LOXs和MMP-1、MMP-2、MMP-3基因表达的影响

4.1 引言

前两章分别研究了力学加载和炎症因子单独作用于滑膜成纤维细胞时，细胞中LOXs和MMPs的表达情况。然而在真实的生理条件下，关节腔内组织的愈合过程是力学因子和其他化学因子共同作用而引发的级联反应。为了更真实地模拟关节腔内微环境，本章将力学加载与TNF-α相结合，研究力-化学因素的协同作用对滑膜成纤维细胞中LOXs和MMPs表达的影响，以此探讨滑膜在交叉韧带愈合过程中对关节腔内微环境的调控作用。

4.2 实验材料、仪器与试剂

4.2.1 实验材料

医用手术器械(镊子、眼科剪)	江阴滨江医疗制备厂
医用脱脂棉球	江苏惠利生物科技有限公司
烧杯、玻璃滴管、容量瓶	重庆医药化玻有限公司
细胞培养瓶(细胞生长面积分别为25cm^2、75cm^2)	美国Corning公司
冻存管	美国Corning公司
移液管	重庆医药化玻有限公司

4.2.2 实验仪器

超声波清洗器	昆山市超声仪器有限公司
恒温水浴箱	江苏省金坛市医疗仪器厂
Milli Q Plus超级纯水仪	美国Millipore公司
CO_2恒温培养箱	美国Thermo Forma公司
高压灭菌锅	重庆创新多维计量有限公司
电子天平	上海恒平科学仪器有限公司
磁力搅拌器	江苏省金坛市医疗仪器厂
电子pH酸度计	美国Bio-Rad公司
超净工作台	苏州空气净化设备公司

注射器	重庆海韵生物技术公司
普通冰箱	中科美菱低温科技有限责任公司
超低温(-80℃)冰箱	美国 Thermo Forma 公司
倒置显微镜	日本 Olympus(奥林巴斯)公司
移液枪	德国 Eppendorf 公司
液氮罐	美国 Thermo Fisher 科技公司
离心机	德国 Eppendorf 公司
小型台式涡旋仪	美国 Bio-Rad 公司
定量 Real-Time PCR	美国 Bio-Rad 公司
酶标仪(model 550)	美国 Bio-Rad 公司
脱色摇床	江苏省金坛市医疗仪器厂
蛋白分子电泳仪	美国 Bio-Rad 公司
凝胶成像系统	美国 Bio-Rad 公司

4.2.3　实验试剂

高糖 DMEM 干粉培养基	美国 Gibco 公司
$NaHCO_3$	重庆吉元化学试剂有限公司
L-谷氨酰胺	美国 Sigma 公司
胎牛血清	美国 HyClone 公司
胰蛋白酶粉剂	美国 HyClone 公司
医用酒精	重庆医药化玻有限公司
二甲基亚砜	美国 Sigma 公司
青霉素与链霉素(双抗)	北京鼎国生物有限公司
PBS 缓冲液	北京中杉金桥生物技术公司
高纯总 RNA 快速提取试剂盒	北京百泰克生物技术公司
反转录 cDNA 试剂盒	美国 Fermentas 公司
引物	上海生物工程技术服务有限公司 上海英俊公司
反转录酶	美国 Fermentas 公司
DEPC 水	北京天根生化科技有限公司
PCR MasterMix(2×)	美国 Fermentas 公司
SYBR Green PCR 扩增试剂盒	Takara 宝生物工程有限公司(大连)
丙烯酰胺	美国 Sigma 公司
Tris-base	美国 Sigma 公司
双甲叉丙烯酰胺	美国 Sigma 公司
十二烷基磺酸钠	美国 Sigma 公司
HCl 溶液	重庆川东化工有限公司
甘氨酸	美国 Sigma 公司

明胶	美国 Sigma 公司
Triton-X-100	美国 Sigma 公司
过硫酸铵	美国 Sigma 公司
甲醇	重庆川东化工有限公司
甘油	重庆川东化工有限公司
$CaCl_2$	重庆吉元化学试剂厂
NaCl	重庆川东化工有限公司
冰醋酸	重庆川东化工有限公司
TEMED	重庆川东化工有限公司
考马斯亮蓝	美国 Sigma 公司
溴酚蓝	美国 Sigma 公司
BCA 蛋白定量试剂盒	北京百泰克生物科技公司
肿瘤坏死因子	美国派普泰克公司

4.3 实验方法

4.3.1 细胞培养

方法见第 2 章 2.3.1 节。

4.3.2 炎症因子处理

(1)复苏的滑膜成纤维细胞在含有 10%胎牛血清的高糖培养基中培养并达到 70%~80%的融合；

(2)在进行炎症因子处理之前，将培养液中的血清体积分数换为 2%继续培养 16h；

(3)饥饿后换用含有不同浓度的 TNF-α（1ng/mL、5ng/mL、10ng/mL、20ng/mL）的 1%血清浓度的高糖培养基培养 3h；

(4)提取 1h、2h、3h、6h 时间点的总 RNA 用于 Real-Time PCR 实验，提取 24h、48h、72h 时间点的上清液用于酶谱实验。

4.3.3 力学因子加载及炎症因子刺激

(1)用胰蛋白酶将滑膜成纤维细胞消化，以每个腔室 5×10^5个细胞的密度接种于裱衬有 I 型胶原的等双轴拉伸装置的硅胶膜上；

(2)大约 12h 以后，细胞完全铺展贴壁，继续培养 48h 以后，细胞状态稳定，这时换用含有 2%胎牛血清的新鲜配制的高糖 DMEM 饥饿细胞 16h；

(3)在对细胞进行损伤性力学拉伸之前，将培养液换成含有 1%胎牛血清和一定浓度的 TNF-α 培养液；

(4)对细胞施加一定的力学拉伸，提取 0h、1h、2h、3h、6h 时间点的总 RNA 用于 Real-Time PCR 实验，提取 12h、24h、48h、72h 时间点的上清液用于酶谱实验。

4.3.4 滑膜细胞划痕实验

原理：细胞划痕实验指将细胞种在培养皿或平板上，待细胞长满后用移液枪头或者其他硬物在某个区域画一条线，线内的细胞脱离培养皿底部后产生无细胞的划痕区域，于是通过观察细胞向划痕区的迁移情况，来分析细胞的迁移能力。操作步骤如下：

选取饥饿后贴壁良好的滑膜成纤维细胞进行划痕实验。用1mL无菌枪头比着直尺在长满滑膜细胞的六孔板底部迅速而轻轻地划痕，枪头不能倾斜，尽量垂直。接着用灭菌的PBS缓冲液洗细胞2次，去除划下的细胞，然后加入1%血清浓度的高糖培养基后，放入培养箱培养。按照0h、6h、12h、24h取样，在显微镜下观察细胞的迁移情况并拍照。最后测量各个时间点的相对痕距，对不同组细胞的迁移率做出分析。

4.3.5 Real-Time PCR

方法见第2章2.3.4节。

4.3.6 明胶酶谱

4.3.7 统计学处理

运用SPSS 13.0统计软件对所得数据进行单因素方差分析，各组实验数据显著性水平临界值为$p=0.05$。

4.4 实验结果

4.4.1 5ng/mL TNF-α对滑膜成纤维细胞中LOXs和MMPs基因表达的影响

如图4.1(a)所示，与对照组相比，5ng/mL TNF-α的加入抑制了滑膜成纤维细胞中所有LOXs成员的表达。TNF-α作用滑膜成纤维细胞3h后，细胞中LOX、LOXL-2、LOXL-3和LOXL-4的表达量受到TNF-α的抑制效应最小，分别为对照组的1.14倍、1.18倍、0.77倍和0.9倍。对于LOXL-1，TNF在2h时对其表达量的抑制作用最小，为对照组的0.87倍。

如图4.1(b)所示，与对照组相比，5ng/mL TNF-α的加入增加了滑膜成纤维细胞MMP-1、MMP-2、MMP-3的表达。加入TNF-α 1h后，MMPs的表达就已上调，当TNF-α继续作用滑膜细胞2h以后，MMP-1和MMP-2的表达量达到最大值，分别为对照组的4.44倍和2.73倍，TNF-α作用细胞3h后，MMP-3的表达量达到最大值，为对照组的8.57倍，在之后的6h里，MMPs的表达量下降，但仍高于对照组水平。

以上结论说明TNF-α抑制了滑膜成纤维细胞中LOXs的表达，却促进了MMPs的表达。

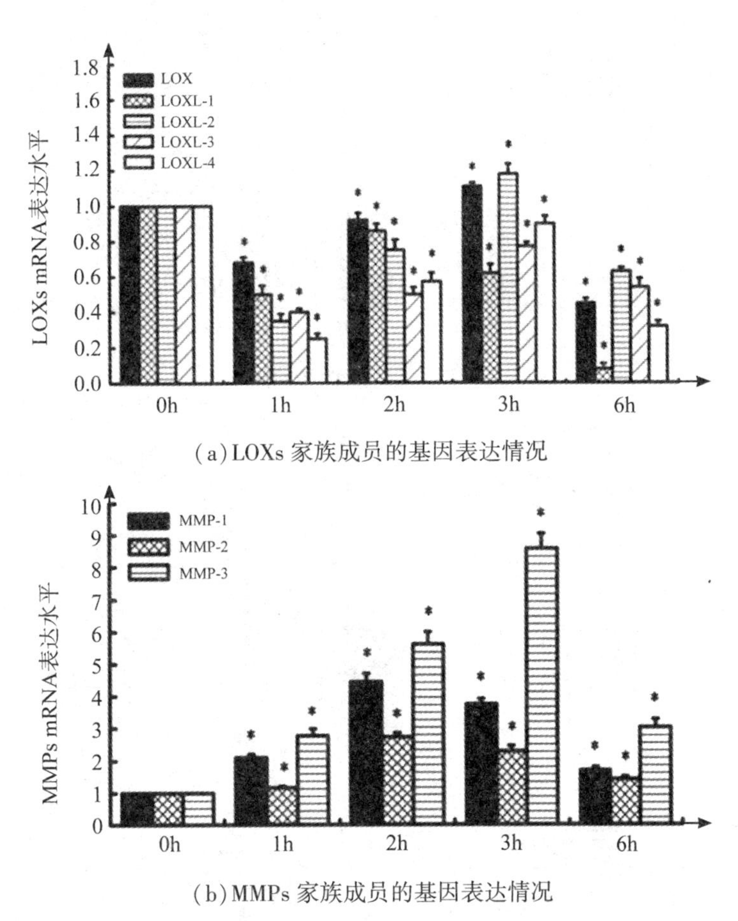

(a) LOXs 家族成员的基因表达情况

(b) MMPs 家族成员的基因表达情况

数据用单因素方差分析方法进行分析。* 表示与对照组相比具有显著性差异($p<0.05$)

图 4.1　5ng/mL TNF-α 对正常人膝关节滑膜成纤维细胞中 LOXs 和 MMPs 表达的影响

4.4.2　损伤性力学拉伸(12%)与 TNF-α 对滑膜成纤维细胞中 LOXs 和 MMPs(MMP-1、MMP-2、MMP-3) 基因表达的影响

如图 4.2 所示，与对照组相比，12%的损伤性力学加载抑制了滑膜成纤维细胞中 LOXs 的基因表达(除 LOXL-2 以外)。对滑膜成纤维细胞力学加载 1h 后，细胞中 LOXs 的表达量就开始增加，继续加载 2h 以后，LOX 和 LOXL-3 的基因水平达到最大值，分别为对照组的 3.03 倍和 1.88 倍，加载 3h 以后，LOXL-1、LOXL-2 和 LOXL-4 的基因水平达到最大值，分别为对照组的 2.31 倍、7.75 倍和 3.54 倍，在 6h 力学加载后，除了 LOXL-2，其他 LOXs 成员水平降低到对照组基因水平以下。然而当加入 5ng/mL TNF-α，对细胞分别进行 1h、2h、3h 的损伤性力学加载所导致的 LOXs 的上调受到了 TNF-α 大幅度的抑制，并且在作用 6h 后，所有 LOXs 成员都下调至对照组水平以下。

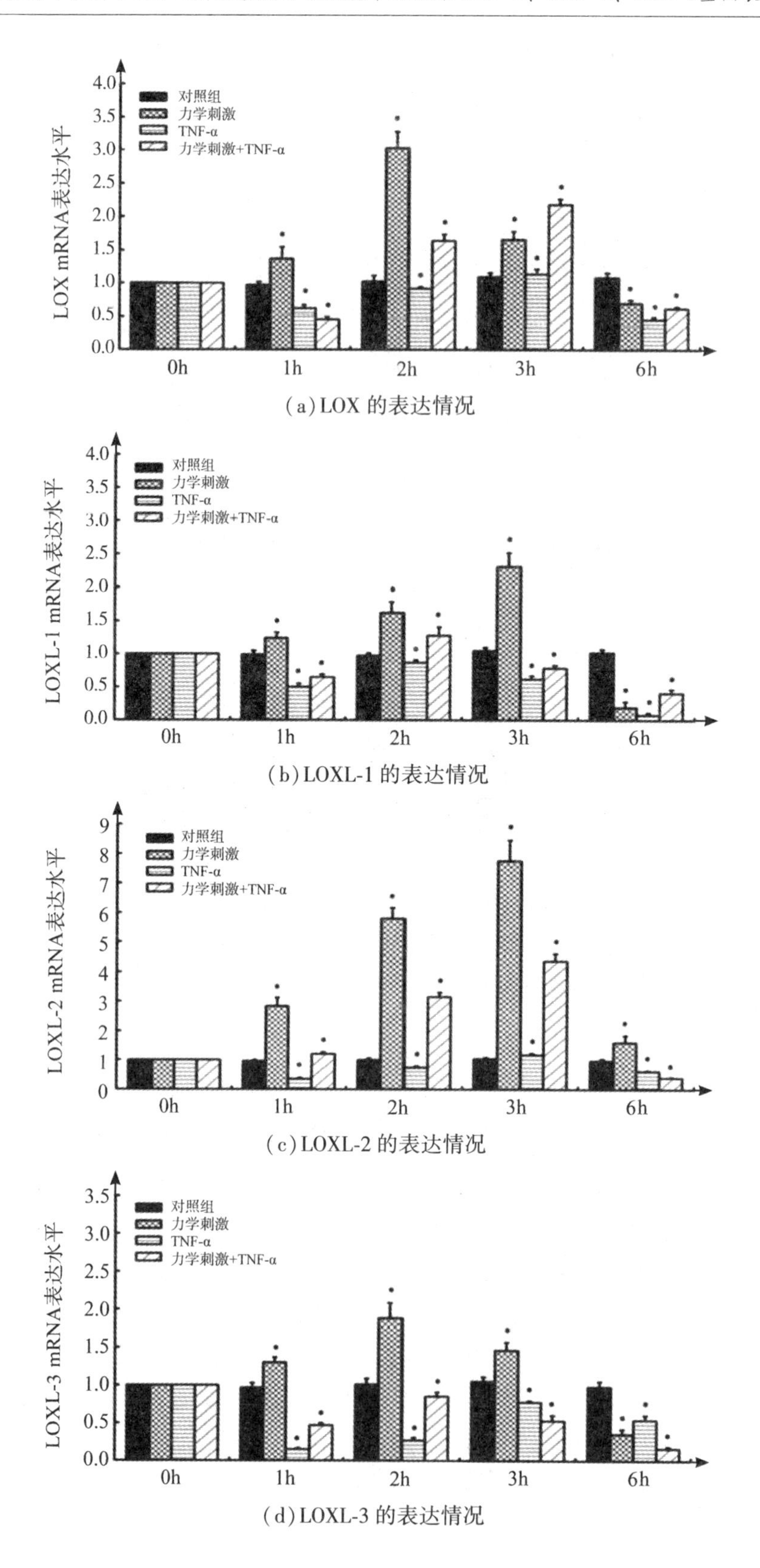

(a) LOX 的表达情况

(b) LOXL-1 的表达情况

(c) LOXL-2 的表达情况

(d) LOXL-3 的表达情况

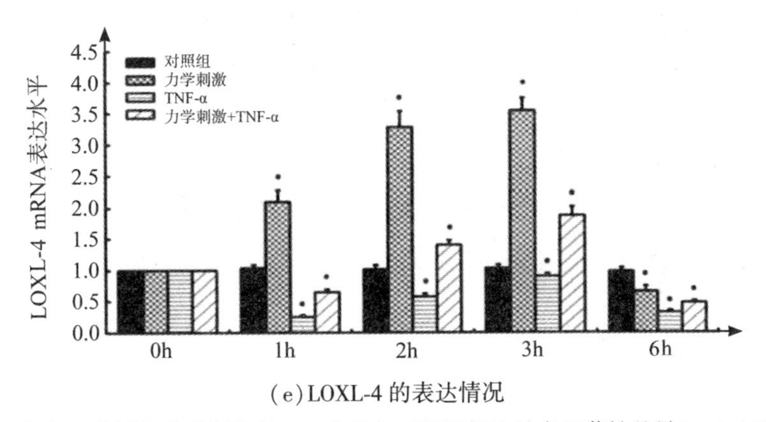

(e) LOXL-4 的表达情况

数据用单因素方差分析方法进行分析。* 表示与对照组相比具有显著性差异($p<0.05$)

图 4.2 损伤性力学拉伸(12%)与 TNF-α 对滑膜成纤维细胞 LOXs 表达的影响

如图 4.3 所示，与对照组相比，12%的损伤性力学加载促进了滑膜成纤维细胞中 MMPs 的基因表达。对滑膜成纤维细胞进行力学加载 2h 后，细胞中 MMP-1 的表达量开始上调，在加载 3h 后，其表达量达到最大值，为对照组的 3.15 倍，力学加载 6h 后，基因水平下降但仍高于对照组基因水平。MMP-2 和 MMP-3 在滑膜细胞加载 1h 后就开始上调，加载 2h 后，MMP-2 的基因水平达到最大值，为对照组的 3.48 倍，而 MMP-3 的基因水平在滑膜细胞加载 3h 后达到最大值，为对照组的 4.21 倍，加载 6h 后，基因水平下降但仍高于对照组基因水平。一旦加入 5ng/mL TNF-α，损伤性力学加载对滑膜细胞中 MMPs 表达的促进作用将会得到进一步增强。在力学加载与 TNF-α 的协同作用下，MMP-1、MMP-2、MMP-3 的基因表达量在 1h 就开始大幅度上调，随着力与炎症因子对滑膜细胞作用时间的增加，细胞中 MMP-1 和 MMP-2 的基因水平在 2h 达到最大值，分别为对照组的 5.37 倍和 4.65 倍，而 MMP-3 的基因水平在 3h 达到最大值，为对照组的 10.67 倍。当作用 6h 后，MMP-1、MMP-2、MMP-3 的基因表达量下降，但仍高于力因子和 TNF-α 单独对 MMPs 的促进作用。

4.4.3 损伤性力学拉伸(12%)与 TNF-α 对滑膜成纤维细胞中 MMP-2 活性的影响

如图 4.4 所示，损伤性力学拉伸(12%)促使 MMP-2 的活性以时间依赖方式增加，当我们对滑膜成纤维细胞施加 12%损伤性力学拉伸的同时添加 TNF-α（5ng/mL），与对照组比较，MMP-2 的活性要高于 12%损伤性力学拉伸单独对 MMP-2 的作用。此外，部分酶原形式 MMP-2 转化为活化形式 MMP-2，并且 72kD MMP-2 增加和转化为 62kD MMP-2 的趋势都具有时间依赖性。

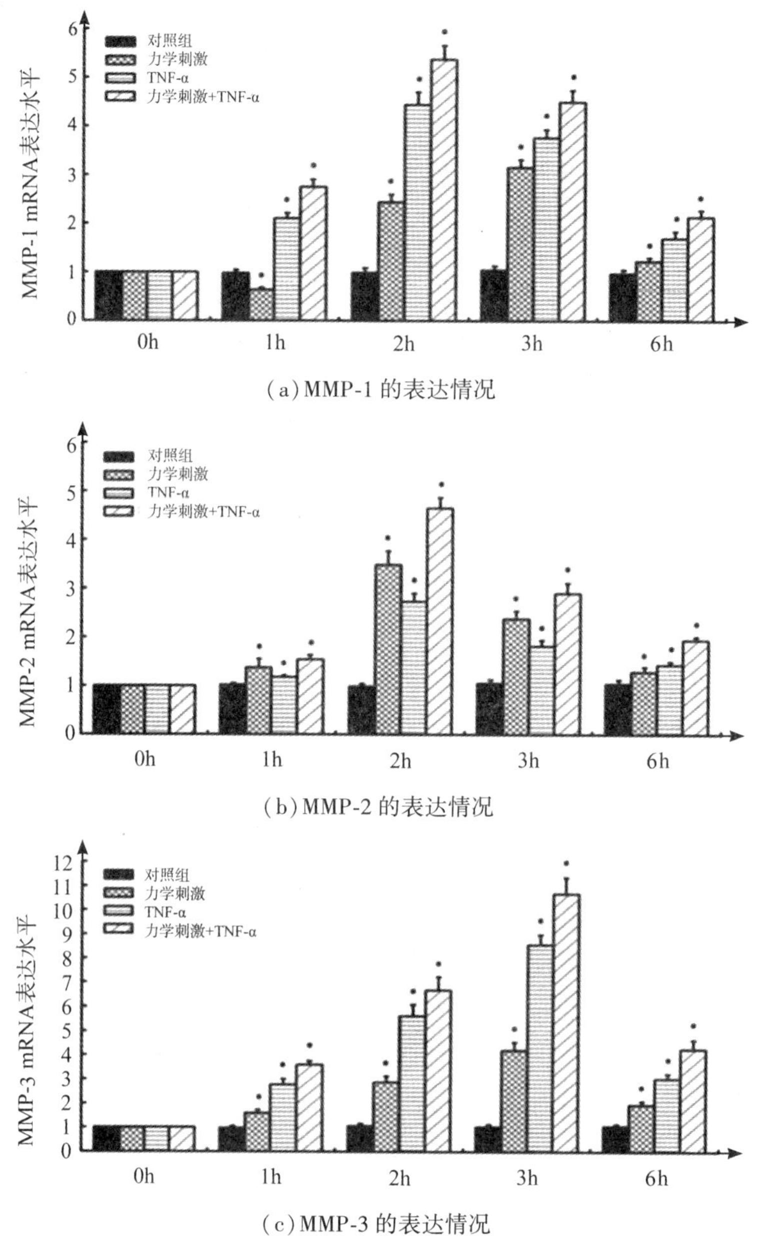

(a) MMP-1 的表达情况

(b) MMP-2 的表达情况

(c) MMP-3 的表达情况

数据用单因素方差分析方法进行分析。* 表示与对照组相比具有显著性差异($p<0.05$)

图 4.3　损伤性力学拉伸(12%)与 TNF-α 对滑膜成纤维细胞 MMPs 表达的影响

4.4.4　5ng/mL TNF-α 对滑膜成纤维细胞迁移的影响

图 4.5 显示对照组的滑膜细胞随着时间的增加，迁移率增加了 55%，而在加入 TNF-α 的处理组中，滑膜细胞迁移率增加了 35%，说明 TNF-α 抑制了滑膜细胞的迁移。

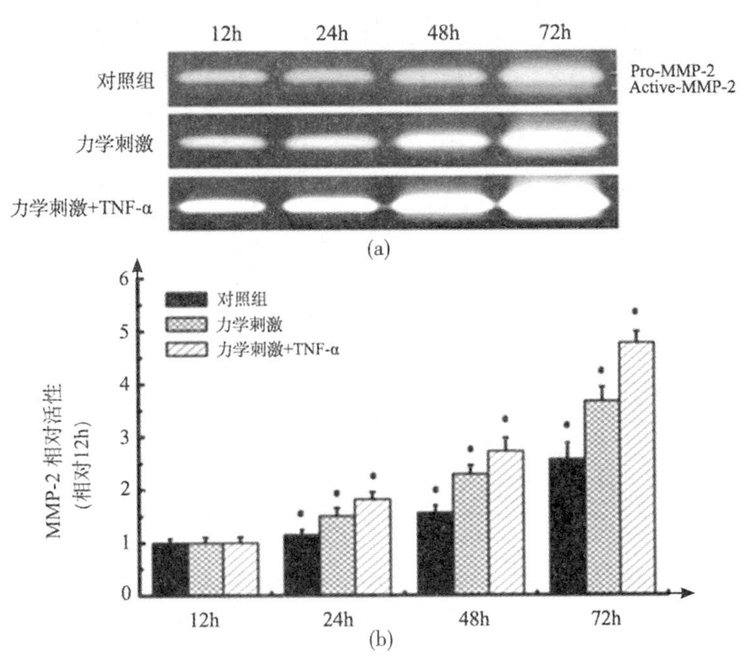

(a)损伤性力学拉伸(12%)和 TNF-α(5ng/mL)处理滑膜成纤维细胞，收集 12h、24h、48h 和 72h 不同时间点的样品进行酶谱分析。(b) 损伤性力学拉伸与 TNF-α 对滑膜成纤维细胞 MMP-2 活性随时间变化的影响。数据用单因素方差分析方法进行分析。＊表示与对照组相比具有显著性差异($p<0.05$)

图 4.4 损伤性力学拉伸(12%)与 TNF-α 对滑膜成纤维细胞中 MMP-2 活性的影响

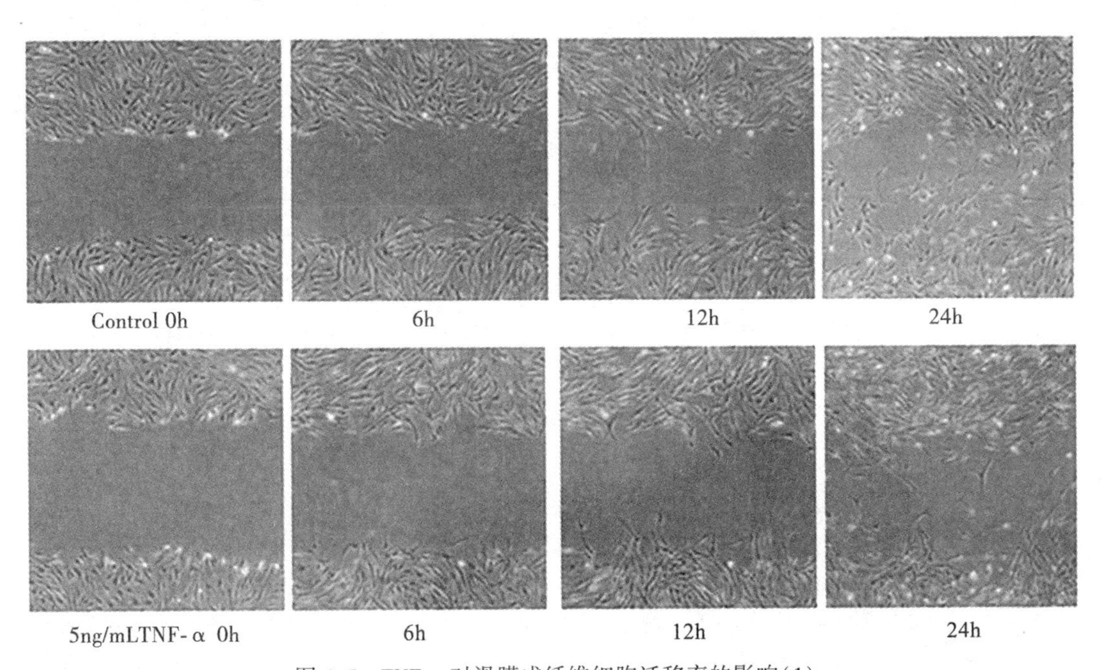

图 4.5 TNF-α 对滑膜成纤维细胞迁移率的影响(1)

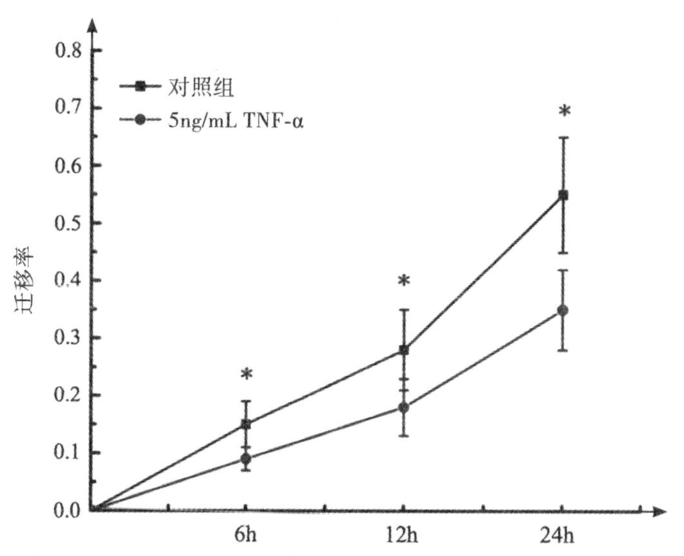

数据用单因素方差分析方法进行分析。＊表示与对照组相比具有显著性差异($p<0.05$)

图 4.5　TNF-α 对滑膜成纤维细胞迁移率的影响(2)

4.5　分析与讨论

滑膜组织是一层薄的含有丰富血管的疏松结缔组织。在正常生理情况下，滑膜成纤维细胞可以分泌少量澄清而黏稠的滑液润滑关节，并供给关节营养。当处在病理状态(如外伤、关节炎等)时，滑膜中的血管会扩张、破裂，血浆、细胞及各类因子会流入关节腔内，如不制止，会进一步加重病情。

与第 3 章 10ng/mL TNF-α 相比，本章的实验虽然选用的是 5ng/mL 的 TNF-α，但它仍然对滑膜成纤维细胞中 LOXs 的表达具有抑制作用，对 MMPs 的表达及活性具有促进作用，再次说明滑膜成纤维细胞对炎症因子的刺激非常敏感。在对各种炎症性疾病(如：慢性伤口[160]、RA[161] 和哮喘[162] 等)的研究过程中，研究者发现 TNF-α 对组织和细胞中 MMPs 表达的促进作用是诱发疾病的一个根源。

在真实的生理条件下，机械应力是和关节腔内其他因子共同作用而引发损伤级联反应的。为了更真实地模拟体内受伤环境，在本研究第 2、3 章实验的基础上，本章实验将力学加载与炎症因子 TNF-α 相结合，研究二者的共同作用对滑膜成纤维细胞中 LOXs 和 MMP-1、MMP-2、MMP-3 的表达及活性影响。实验结果显示力-TNF-α 共同作用后，滑膜细胞中 MMP-1、MMP-2、MMP-3 的表达量远远高于力因子和炎症因子单独作用滑膜成纤维细胞时 MMPs 的表达量，同时 MMP-2 活性在力-炎症因子协同作用后也表现出进一步的增强。由滑膜成纤维细胞产生的 MMP-1、MMP-2、MMP-3 可以激活其他 MMPs 成员，如 MMP-1 可以激活酶原形式 MMP-2，活性 MMP-2 可以激活酶原形式 MMP-13，MMP-3 可以激活 MMP-1、MMP-9 和 MMP-13，这种 MMPs 成员之间的相互作用形成了一种复杂的蛋白酶网络，从而促进了整体 MMPs 家族表达及酶活性的增加[133]。此外，关节腔是一个被滑膜包裹的相对封闭的微环境，这有利于 MMPs 的积累。滑液中 MMPs 浓度的增加会导致组织合成与降解的失衡，不利于交叉韧带的修复[18]。

相反，力-炎症因子共同作用后，与对照组相比，滑膜细胞中部分 LOXs 成员表达量下调。虽然有些 LOXs 成员的基因水平在被处理 1～3h 时间段内上调，但其表达量仍低于力因子单独对滑膜细胞的作用，到 6 小时以后，又逐渐下降至对照组水平以下。以上结果说明炎症因子 TNF-α 在抑制滑膜成纤维细胞 LOXs 表达过程中起着重要作用。LOXs 水平的下降减弱了细胞外基质(特别是 I 型胶原)的交联程度，导致基质力学性质的下降，增加了被蛋白酶(如 MMPs)降解的可能性，最终破坏了细胞外基质合成与降解的平衡，使交叉韧带无法顺利自身修复。

细胞迁移是组织修复过程中的重要环节，其速率快慢影响着组织的愈合能力[140]。本章细胞划痕实验结果发现，TNF-α 抑制了滑膜成纤维细胞的迁移。这可能也是导致交叉韧带难以愈合的一个原因。

但是，必须强调本次实验只是部分模拟了交叉韧带损伤后的力学环境和炎症反应，并不代表体内真实的生理环境。因为在交叉韧带损伤后，滑液中除了炎症因子水平升高外，生长因子(如 TGF-β_1)的含量也有所提升并可能会像炎症因子一样影响滑膜微环境调控功能的发挥[21]。

尽管存在以上不足，但本章实验指出在所模拟的交叉韧带损伤后的微环境条件下(即损伤性力刺激和炎症因子刺激共同作用)，滑膜成纤维细胞中 LOXs 和 MMPs 表达的失衡是造成交叉韧带无法愈合的一个重要原因。研究结果说明受损交叉韧带无法愈合不仅与其自身因素有关，还与韧带损伤后关节腔内微环境的改变有关，其中滑膜对于关节腔内微环境的改变起着重要的调控作用，并且这种调控作用受到了力因子和炎症因子的影响。因此，在研究交叉韧带愈合与修复过程中，滑膜组织的作用不容忽视。

4.6 本章小结

为了更真实地模拟受损交叉韧带体内微环境，本章实验在前面第 2 章和第 3 章的基础上，将力学加载与炎症因子相结合，研究力-化学因子对滑膜成纤维细胞中 LOXs 和 MMP-1、MMP-2、MMP-3 基因表达及 MMP-2 活性的影响，得到以下实验结果：

(1)与浓度大小为 10ng/mL 的 TNF-α 相似，本章实验选取的 5ng/mL TNF-α 仍然对滑膜成纤维细胞中 LOXs 的表达具有抑制作用，对 MMP-1、MMP-2、MMP-3 的表达具有促进作用。这说明滑膜成纤维细胞对炎症因子 TNF-α 具有很强的敏感性。

(2)在对滑膜成纤维细胞施加损伤性机械加载的第 1h、2h、3h 里，细胞中 LOXs 的表达表现出上调趋势，当加入 5ng/mL TNF-α 后，LOXs 的表达量虽然还在对照组水平以上，但远远低于力学加载单独对 LOXs 的作用。在力学加载与 TNF-α 共同作用 6 小时后，滑膜成纤维细胞中 LOXs 的表达量降至对照组水平以下。这一现象更体现了 TNF-α 对滑膜细胞中 LOXs 的抑制作用，LOXs 的抑制不利于交叉韧带的愈合。

(3)损伤性力学加载和 TNF-α 以协同作用方式促进了滑膜成纤维细胞中 MMP-1、MMP-2、MMP-3 的基因表达以及 MMP-2 的蛋白表达和活性。在机械损伤情况下，TNF-α

对滑膜成纤维细胞中 MMP-2 活性的促进作用远大于机械拉伸单独对滑膜细胞中 MMP-2 活性的促进，这一现象说明 TNF-α 对滑膜成纤维细胞中 MMP-2 的蛋白表达及活性也具有促进作用。

(4)细胞迁移是组织修复过程中的一个重要环节，它影响着组织修复效率的快慢。本章实验结果发现 TNF-α 抑制了滑膜成纤维细胞的迁移。

在力-化学因素刺激下，滑膜成纤维细胞中两种表达失衡的酶 LOXs 和 MMPs 分泌进入滑液，造成关节液中交叉韧带细胞外基质合成与降解的失衡，使细胞外基质更易于降解，这可能是交叉韧带无法愈合的主要原因之一。说明受损交叉韧带无法愈合不仅与其自身因素有关，还与韧带损伤后关节腔内微环境的改变有关，其中滑膜对于关节腔内微环境的改变起着重要的调控作用。因此，在研究交叉韧带愈合与修复过程中，滑膜组织的作用不容忽视。基于以上结论，通过调节滑膜中 LOXs 和 MMPs 的表达和活性来改善关节腔微环境对于提高交叉韧带愈合能力具有重要意义。

第 5 章 损伤性力学拉伸和 TGF-β_1 对滑膜成纤维细胞中 LOXs 和 MMP-1、MMP-2、MMP-3 基因表达的影响

5.1 引言

前几章的体外研究指出在膝关节腔内组织愈合过程中，滑膜具有调节腔内微环境的作用，而且这种作用受到了力学因子与炎症因子的调节。

膝关节内组织损伤后，腔内滑液中 TGF-β_1 的水平也大幅度提高[21]。多功能性因子 TGF-β_1 在结缔组织(如韧带、皮肤、肌腱)愈合与重塑过程中起着重要作用，它们不仅能够促进细胞增殖、细胞迁移及细胞外基质形成[163]，还能调节细胞中 LOXs[41] 和 MMPs[13] 表达。最近有研究指出 TGF-β_1 刺激下的 ACL 与 MCL 细胞中 LOXs 的不同表达是造成两种韧带愈合能力不同的一个重要原因[15]。通过以上结果可以推测滑膜中 LOXs 和 MMPs 的表达也可能受到了 TGF-β_1 的调节。为了证实这一假设，本章用等双轴拉伸装置在体外模拟滑膜受力情况。在机械损伤拉伸条件下用 TGF-β_1 处理滑膜成纤维细胞，分别阐明生物力学因素与生物化学因素对 LOXs 和 MMPs 表达的影响，以此探讨交叉韧带损伤后滑膜的关节腔微环境调控作用。

5.2 实验材料、仪器与试剂

5.2.1 实验材料

医用手术器械(镊子、眼科剪)	江阴滨江医疗制备厂
医用脱脂棉球	江苏惠利生物科技有限公司
烧杯、玻璃滴管、容量瓶	重庆医药化玻有限公司
细胞培养瓶(细胞生长面积分别为 25cm^2、75 cm^2)	美国 Corning 公司
冻存管	美国 Corning 公司
移液管	重庆医药化玻有限公司

5.2.2 实验仪器

超声波清洗器	昆山市超声仪器有限公司

仪器	厂家
恒温水浴箱	江苏省金坛市医疗仪器厂
Milli Q Plus 超级纯水仪	美国 Millipore 公司
CO_2恒温培养箱	美国 Thermo Forma 公司
高压灭菌锅	重庆创新多维计量有限公司
电子天平	上海恒平科学仪器有限公司
磁力搅拌器	江苏省金坛市医疗仪器厂
电子 pH 酸度计	美国 Bio-Rad 公司
超净工作台	苏州空气净化设备公司
注射器	重庆海韵生物技术公司
普通冰箱	中科美菱低温科技有限责任公司
超低温(-80℃)冰箱	美国 Thermo Forma 公司
倒置显微镜	日本 Olympus(奥林巴斯)公司
移液枪	德国 Eppendorf 公司
液氮罐	美国 Thermo Fisher 科技公司
离心机	德国 Eppendorf 公司
小型台式涡旋仪	美国 Bio-Rad 公司
定量 Real-Time PCR	美国 Bio-Rad 公司
酶标仪(model 550)	美国 Bio-Rad 公司
脱色摇床	江苏省金坛市医疗仪器厂
蛋白分子电泳仪	美国 Bio-Rad 公司
凝胶成像系统	美国 Bio-Rad 公司

5.2.3 实验试剂

试剂	厂家
高糖 DMEM 干粉培养基	美国 Gibco 公司
$NaHCO_3$	重庆吉元化学试剂有限公司
L-谷氨酰胺	美国 Sigma 公司
胎牛血清	美国 HyClone 公司
胰蛋白酶粉剂	美国 HyClone 公司
医用酒精	重庆医药化玻有限公司
二甲基亚砜	美国 Sigma 公司
青霉素与链霉素(双抗)	北京鼎国生物有限公司
PBS 缓冲液	北京中杉金桥生物技术公司
高纯总 RNA 快速提取试剂盒	北京百泰克生物技术公司
反转录 cDNA 试剂盒	美国 Fermentas 公司
引物	上海生物工程技术服务有限公司
	上海英俊公司

反转录酶	美国 Fermentas 公司
DEPC 水	北京天根生化科技有限公司
PCR MasterMix(2×)	美国 Fermentas 公司
SYBR Green PCR 扩增试剂盒	Takara 宝生物工程有限公司(大连)
丙烯酰胺	美国 Sigma 公司
Tris-base	美国 Sigma 公司
双甲叉丙烯酰胺	美国 Sigma 公司
十二烷基磺酸钠	美国 Sigma 公司
HCl 溶液	重庆川东化工有限公司
甘氨酸	美国 Sigma 公司
明胶(Gelatin)	美国 Sigma 公司
Triton-X-100	美国 Sigma 公司
过硫酸铵	美国 Sigma 公司
甲醇	重庆川东化工有限公司
甘油	重庆川东化工有限公司
$CaCl_2$	重庆吉元化学试剂厂
NaCl	重庆川东化工有限公司
冰醋酸	重庆川东化工有限公司
TEMED	重庆川东化工有限公司
考马斯亮蓝	美国 Sigma 公司
溴酚蓝	美国 Sigma 公司
BCA 蛋白定量试剂盒	北京百泰克生物科技公司
转化生长因子	美国派普泰克(Peprotech)公司
Bay11-7082 (NF-κB 抑制剂)	美国 Calbiochem 公司
Bay11-7085 (NF-κB 抑制剂)	美国 Calbiochem 公司

5.3 实验方法

5.3.1 细胞培养

方法见第 2 章 2.3.1 节。

5.3.2 生长因子处理

(1)复苏的滑膜成纤维细胞在含有 10%胎牛血清的高糖培养基中培养并达到 70%~80%的融合;

(2)在进行生长因子处理之前，将培养液中血清体积分数换为 2%继续培养 16h;

(3)饥饿后换用含有不同浓度的 TGF-β_1(1ng/mL、5ng/mL、10ng/mL、20ng/mL)的1%血清浓度的高糖培养基培养 3h;

(4)提取 1h、2h、3h、6h 时间点的总 RNA 用于 Real-Time PCR 实验，提取 24h、48h、72h 时间点的上清液用于酶谱实验。

5.3.3 信号通路抑制剂处理

(1)按照上述方法将滑膜成纤维细胞饥饿处理;

(2)在力学加载之前加入含有 1%胎牛血清的新鲜高糖 DMEM，并加入 5ng/mL TGF-β_1 和 NF-κB 抑制剂(5μM Bay11-7082、5μM Bay11-7085);

(3)提取 24h、48h、72h 时间点的细胞上清液，离心，用于酶谱实验。

5.3.4 Real-Time PCR

方法见第 2 章 2.3.4 节。

5.3.5 统计学处理

运用 SPSS 13.0 统计软件对所得数据进行单因素方差分析，各组实验数据显著性水平临界值为 $p=0.05$。

5.4 实验结果

5.4.1 不同浓度 TGF-β_1 对滑膜成纤维细胞中 LOXs 和 MMPs (MMP-1、MMP-2、MMP-3) 基因表达的影响

如图 5.1(a)所示，与对照组相比，不同浓度的 TGF-β_1(1ng/mL、5ng/mL、10ng/mL、20ng/mL)上调了滑膜成纤维细胞中 LOXs 的表达。在 10ng/mL TGF-β_1 影响下，细胞中 LOX 和 LOXL-1 的表达量达到最大值，分别为对照组的 3.05 倍和 1.43 倍。在 5ng/mL TGF-β_1 影响下，LOXL-2 的表达量达到最大值，为对照组的 1.53 倍。LOXL-3 的表达量以浓度依赖性方式下降，最终表达量下降到对照组的 1.98 倍。相反，LOXL-4 的表达量以浓度依赖性方式增加，最终升至对照组的 2.02 倍。

如图 5.1(b)所示，同样，不同浓度的 TGF-β_1(1ng/mL、5ng/mL、10ng/mL、20ng/mL)也上调了滑膜成纤维细胞 MMP-1、MMP-2 和 MMP-3 的表达。与对照组相比，MMP-1 的表达量呈浓度依赖性增加，在 20ng/mL TGF-β_1 影响下，表达量达到对照组的 2.44 倍。相反，MMP-3 的表达量呈浓度依赖性下降，当 TGF-β_1 浓度达到 20ng/mL，其表达量下降至对照组的 1.43 倍。在 1ng/mL、5ng/mL、10ng/mL TGF-β_1 刺激下，MMP-2 的表达量以浓度依赖性方式下降，分别为对照组的 1.25 倍、1.17 倍和 1.1 倍，当浓度上升至 20ng/mL 时，MMP-2 的表达量回升，达到对照组的 1.21 倍。

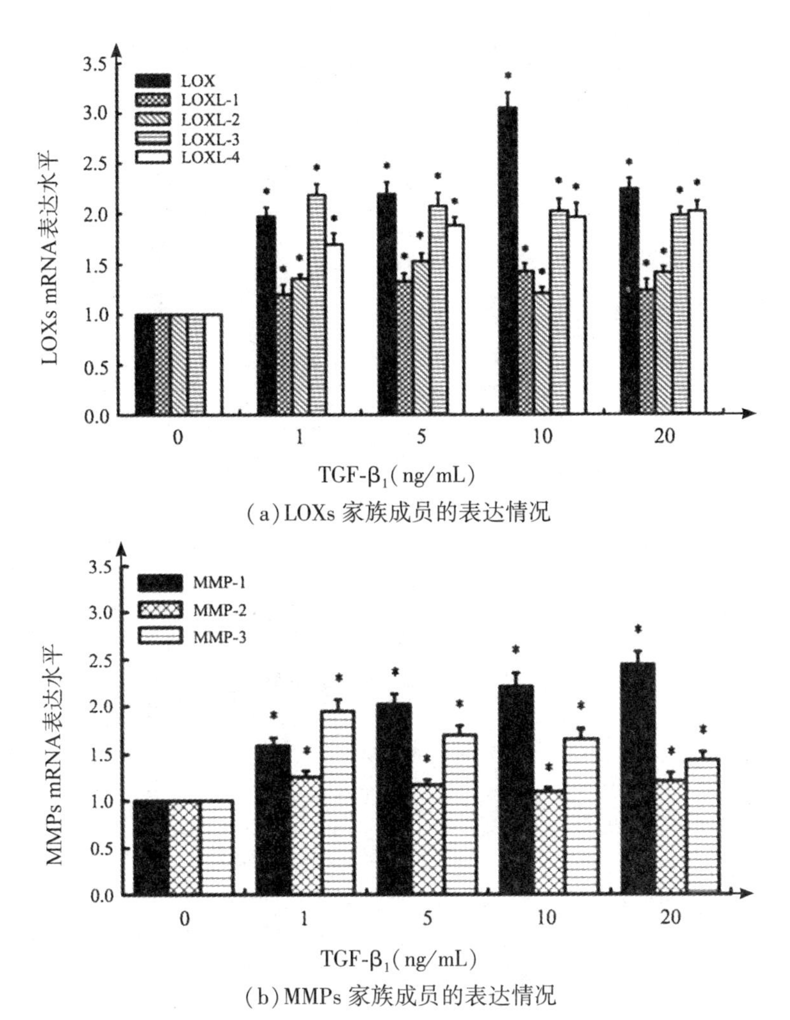

(a) LOXs 家族成员的表达情况

(b) MMPs 家族成员的表达情况

数据用单因素方差分析方法进行分析。* 表示与对照组相比具有显著性差异($p<0.05$)

图 5.1 不同浓度 TGF-β_1 对滑膜成纤维细胞中 LOXs 和 MMPs 基因表达的影响

5.4.2 TGF-β_1 对正常滑膜成纤维细胞中 LOXs 和 MMPs (MMP-1、MMP-2、MMP-3) 基因表达的影响

如图 5.2 所示，与对照组相比，5ng/mL TGF-β_1 上调了正常滑膜成纤维细胞中 LOXs 的表达。其中 LOX、LOXL-1 和 LOXL-4 的表达量在细胞受到 TGF-β_1 刺激 3h 后达到最大值，分别为对照组的 3.05、1.43 和 1.96 倍。LOXL-2 和 LOXL-3 在 5ng/mL TGF-β_1 影响下，其表达量以时间依赖性方式增加，到 6h，它们各自的水平分别为对照组的 1.45 倍和 2.29 倍。同样，5ng/mL TGF-β_1 也上调了细胞中 MMP-1、MMP-2 和 MMP-3 的表达。MMP-1 的表达量在加入 5ng/mL TGF-β_1 后的第 3h 达到最大值，为对照组的 2.21 倍。TGF-β_1 以时间依赖性方式促进了 MMP-2 和 MMP-3 的表达，在第 6h，其表达水平分别为对照组的 1.37 倍和 2.24 倍。

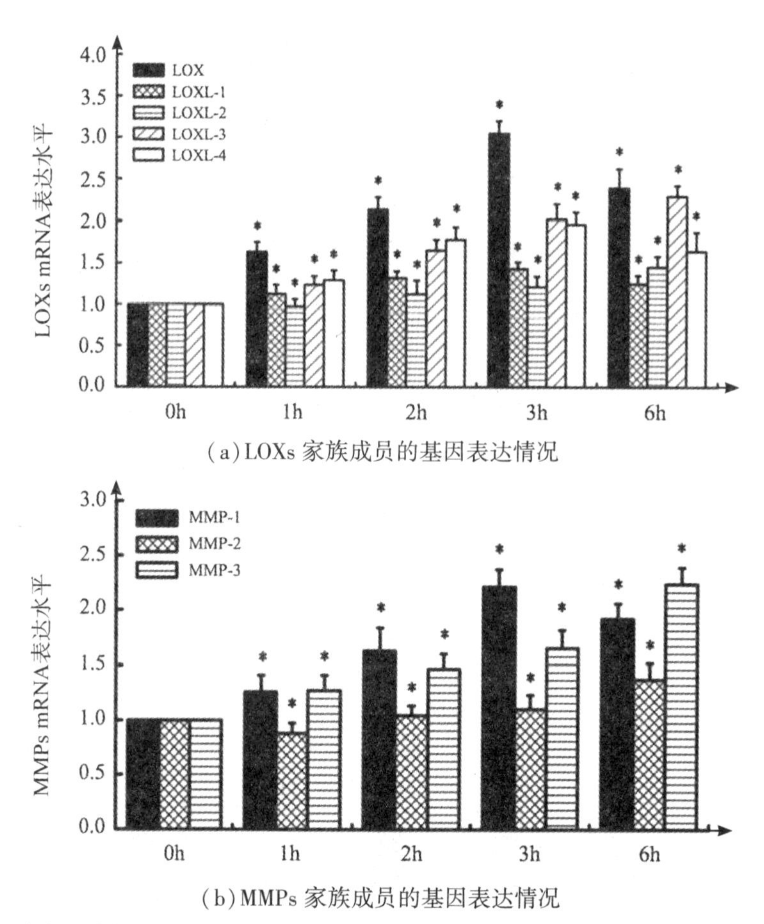

(a) LOXs 家族成员的基因表达情况

(b) MMPs 家族成员的基因表达情况

数据用单因素方差分析方法进行分析。* 表示与对照组相比具有显著性差异($p<0.05$)

图 5.2　TGF-β_1 对正常滑膜成纤维细胞中 LOXs 和 MMPs 表达的影响

5.4.3　TGF-β_1 对受损滑膜成纤维细胞中 LOXs 和 MMPs (MMP-1、MMP-2、MMP-3) 基因表达的影响

如图 5.3 所示，为了模仿受损关节内真实情况，实验将 TGF-β_1 和损伤性力学加载共同作用于滑膜成纤维细胞，即研究 TGF-β_1 对受损滑膜成纤维细胞中 LOXs 表达的调节。与对照组相比，12%的损伤性力学加载抑制了滑膜成纤维细胞中 LOXs 的表达。当加入 5ng/mL TGF-β_1 后，除了 LOXL-1，其他 LOX 成员在各个时间点的表达量都呈现上调状态。与对照组相比，LOX 的表达量在第 2h 达到最大值，之后随时间逐渐降低，到第 6h，表达量达到对照组的 1.44 倍。LOXL-2、LOXL-3 和 LOXL-4 的表达量在第 3h 达到最大值，之后随时间逐渐降低，到第 6h，表达量分别达到对照组的 1.71 倍、1.27 倍和 1.21 倍。然而对于 LOXL-1，虽然其表达量在第 3h 达到最大值，但在第 6h，它的表达水平下调，为对照组的 0.86 倍。

如图 5.4 所示，与对照组相比，12%的损伤性力学加载上调了滑膜成纤维细胞中

MMP-1、MMP-2 和 MMP-3 的表达。当 5ng/mL TGF-β_1 与力学损伤共同作用于细胞后，MMP-1、MMP-2 和 MMP-3 的表达仍然上调。其中 MMP-1 和 MMP-3 的表达量在第 3h 达到最大值，随着时间的增加逐渐降低，到第 6h，表达量分别为对照组的 2.27 倍和 2.51 倍。而 MMP-2 的表达量在第 2h 达到最大值，之后随时间逐渐降低，到第 6h，表达量达到对照组的 1.63 倍。

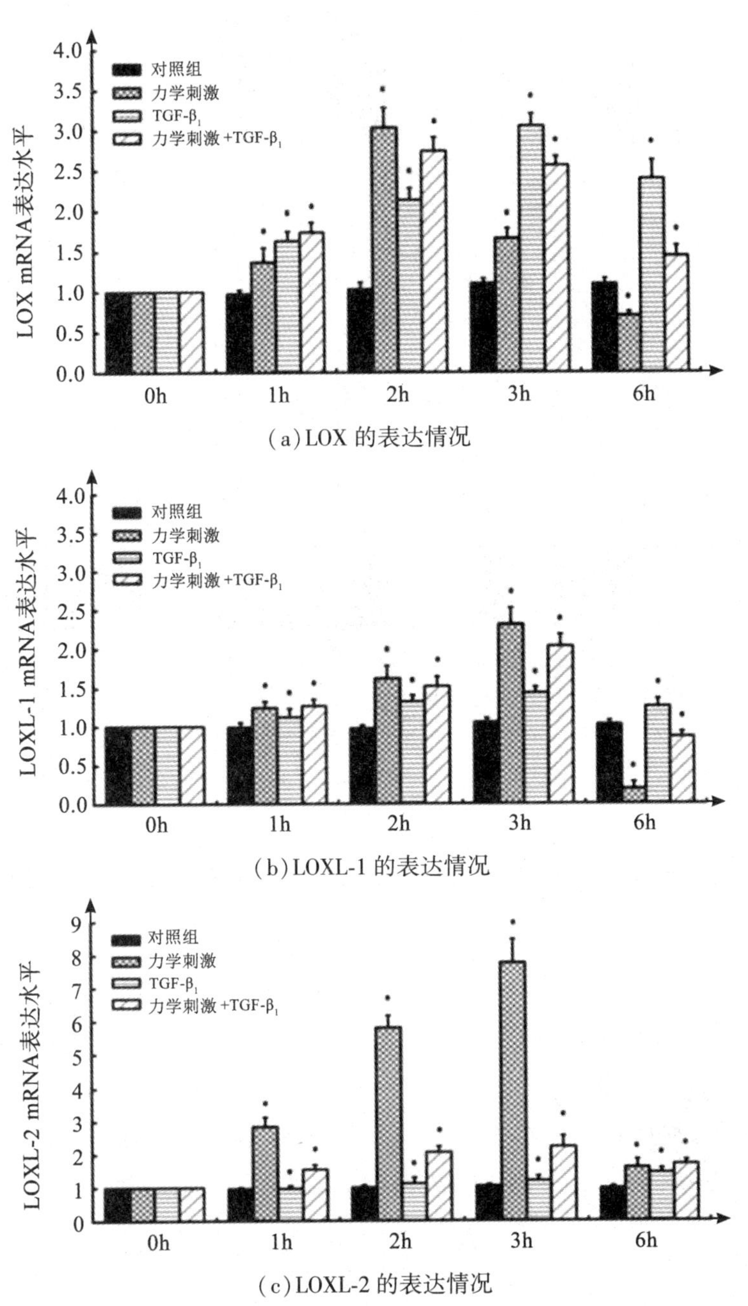

(a) LOX 的表达情况

(b) LOXL-1 的表达情况

(c) LOXL-2 的表达情况

图 5.3 TGF-β_1 对受损滑膜成纤维细胞中 LOXs 基因表达的影响(1)

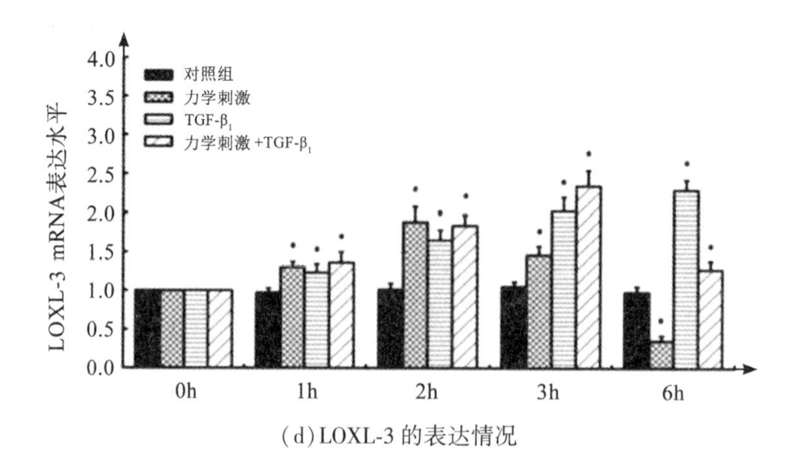

(d) LOXL-3 的表达情况

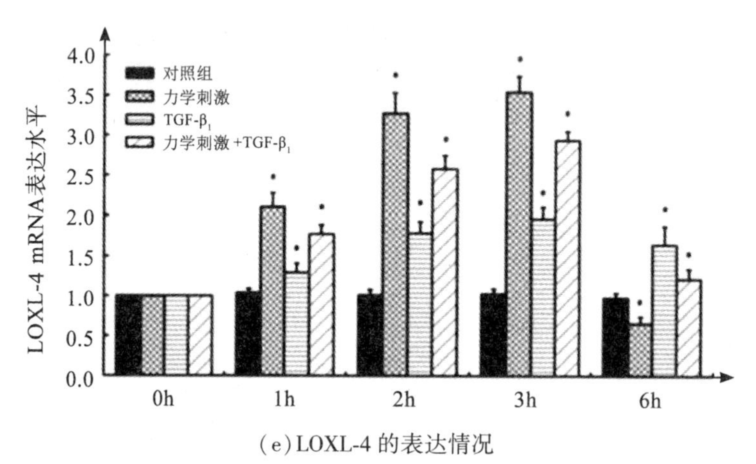

(e) LOXL-4 的表达情况

数据用单因素方差分析方法进行分析。* 表示与对照组相比具有显著性差异($p<0.05$)

图 5.3　TGF-β_1 对受损滑膜成纤维细胞中 LOXs 基因表达的影响(2)

5.4.4　NF-κB 信号通路抑制剂对损伤性力学加载和 TGF-β_1 诱导的 MMP-2 表达及活性的影响

如图 5.5 所示，本实验在体外模拟的关节腔微环境下(损伤性力学加载与 TGF-β_1)加入 NF-κB 信号通路抑制剂 Bay11-7082 和 Bay11-7085 后，损伤性力学拉伸和 TGF-β_1 诱导的滑膜成纤维细胞中 MMP-2 的活性被抑制。实验结果表明 NF-κB 信号分子参与了力-生长因子对滑膜成纤维细胞中 MMP-2 的调节。以此为基础，寻找更多的对 MMP-2 活性具有调节作用的信号通路抑制剂，为临床治疗交叉韧带愈合提供理论依据。

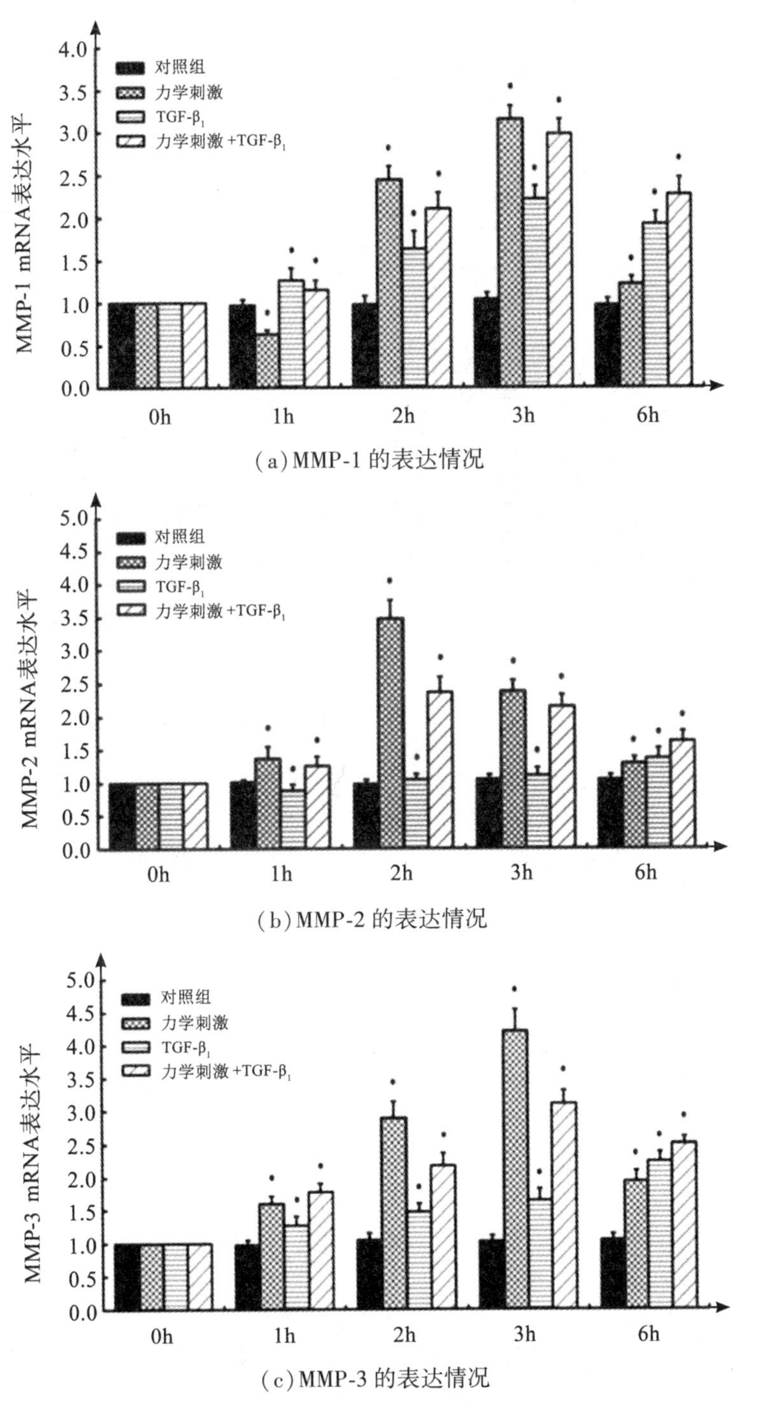

(a) MMP-1 的表达情况

(b) MMP-2 的表达情况

(c) MMP-3 的表达情况

数据用单因素方差分析方法进行分析。* 表示与对照组相比具有显著性差异($p<0.05$)

图 5.4 TGF-β_1 对受损滑膜成纤维细胞中 MMPs 基因表达的影响

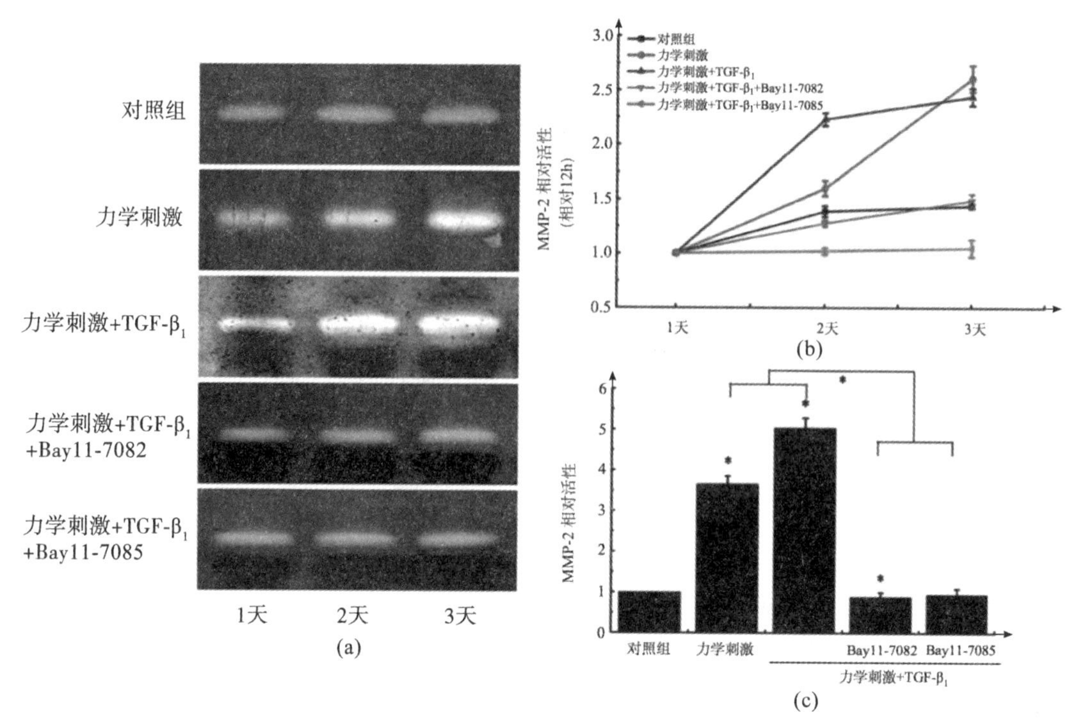

(a) NF-κB 通路抑制剂对力学损伤和 TGF-β_1 诱导的 MMP-2 活性影响的酶谱分析。(b) 用 Quantity One 4.6.3 软件对酶谱结果进行分析。(c) 不同条件处理 72h 后 MMP-2 活性比较。数据用单因素方差分析方法进行分析。* 表示与对照组相比具有显著性差异($p<0.05$)

图 5.5 在力学损伤和 TGF-β_1 刺激下 Bay-11 对 MMP-2 活性的影响

5.5 分析与讨论

前述研究指出在交叉韧带愈合过程中，滑膜的关节腔微环境调控作用受到了力因子和炎症因子的影响。然而滑膜对于关节微环境的调节是否也受到了生长因子的影响，目前的研究还很少。有数据显示生长因子 TGF-β_1 在骨性关节炎患者滑液中的平均浓度在 0.75ng/mL[164] 到 4.95ng/mL[165] 范围内，因此为了真实模拟交叉韧带损伤后关节腔内环境，本实验选取 5ng/mL TGF-α，研究损伤性力因子和 TGF-β_1 对滑膜细胞中 LOXs 和 MMPs 表达及 MMP-2 活性的影响。

组织修复是一个既复杂又受到严格调控的过程，大致包括炎症反应、成纤维细胞增殖和细胞外基质重建 3 个互相重叠的阶段，在这一过程中涉及多种类型细胞、细胞因子和细胞外基质之间的相互作用和相互影响，其中生长因子在组织修复过程中所起的作用是至关重要的。在诸多生长因子中(如：转化生长因子、成纤维细胞生长因子和血小板衍生生长因子等)，TGF-β_1 与组织修复的关系最为密切，对修复过程中每个阶段的进行都具有调控作用[23]。组织损伤后，血小板 α 颗粒产生的 TGF-β_1 促进巨噬细胞、中性粒细胞向损伤处迁移，这些炎症细胞释放大量细胞因子(包括 TGF-β_1)，从而进入炎症反应时期。在细胞增殖期，外源性成纤维细胞在 TGF-β_1 刺激下迁移进入伤口处，同时增殖并合成多种细胞外基质，包括胶原、蛋白多糖、纤维粘连蛋白和肌腱蛋白等。在重塑时期，TGF-β_1 通过降低成纤维细胞中蛋白酶合成和上调蛋白酶抑制剂水平来抑制细胞外基质降解，进而促进胞外基质的定位。TGF-β_1 在以上愈合过程各个阶段中所起的调控作用大大促进了伤口的愈合，因此有人将 TGF-β_1 叫作“创伤激素”[166]。大量研究表明，表面或局部注入 TGF-β_1 能够促进多种动物创伤模型(如：兔、猪、鼠等)的伤口愈合，包括切除伤、刺伤、溃疡等。此外 TGF-β_1 对骨折愈合也有促进作用[167]。

然而 TGF-β_1 不仅对组织修复具有促进作用，还可以抑制组织修复。大量研究表明，TGF-β_1 对组织修复过程的促进与抑制主要取决于 TGF-β_1 的剂量。如：研究报道低剂量的 TGF-β_1 与 PDGF 以正协同效应方式促进了犬 ACL 成纤维细胞的增殖，然而在高剂量 TGF-β_1 存在情况下，PDGF 对犬 ACL 成纤维细胞的促增殖作用却受到 TGF-β_1 抑制[139]。体内和体外实验发现高浓度的 TGF-β_1 抑制了 MCL 成纤维细胞的增殖[168]。此外，高浓度 TGF-β_1 还抑制了 bFGF 和 VEGF 诱导的血管生成[169]。本章实验结果还表明高浓度 TGF-β_1 促进了 MMPs 的表达和活性。当力因子与 TGF-β_1 共同作用于受损滑膜成纤维细胞后，MMP-1、MMP-2 和 MMP-3 的表达进一步上调，同时 MMP-2 活性在力 TGF-β_1 协同作用后也表现出进一步的增强。同样 TGF-β_1 也上调了滑膜成纤维细胞中 LOXs 的表达。TGF-β_1 对 LOXs 的促进作用在其他类型细胞中(如：肺成纤维细胞[153]、成骨细胞[170]和肝癌细胞[171])也有出现。本章实验对滑膜细胞施加损伤性力学拉伸后，LOXs(除 LOXL-2)表达下调，当加入 TGF-β_1 后，除了 LOXL-1，其他 LOX 成员的基因表达均上调。TGF-β_1 的这一行为证明了其在伤口愈合中的促进作用。然而由于 LOXs 的上调程度还远不如 MMPs 的上调程度，造成细胞外基质降解，破坏了重塑过程中胞外基质合成与降解的平衡状态，导致交叉韧带无法愈合。

由于关节腔是一个相对密封的微环境，更有利于 MMPs 与 TGF-β_1 的累积。MMPs 表达与活性的增加会破坏新组织合成与坏死组织降解之间的平衡，不利于交叉韧带愈合。因此抑制滑膜细胞中 MMPs 的表达和活性或者促进 LOXs 的表达将是提高交叉韧带愈合能力的治疗靶点。目前已设计出多种 MMPs 化学抑制剂(如：西马司他、瑞马司他、伊洛马司他、多西环素等)[134]，但这几种抑制剂会产生一定副作用，临床效果并不乐观。因此从信号通路分子入手，弄清 MMPs 信号通路作用机制，寻找信号分子抑制剂，为临床药物开发提供强有力的理论依据。

NF-κB 是广泛存在于细胞中的由异源二聚体 p65-p50 组成的一种核转录因子。在细胞静息状态下，NF-κB 以 p65、p50 和 IκB 组成的三聚体形式存在于细胞质中。NF-κB 与 IκB 的结合隐藏了 NF-κB 二聚体中的核定位信号序列，因此 NF-κB 无法进入细胞核发挥其转录功能。当细胞受到各种生理性与病理性(如机械损伤)刺激引发信号转导通路激活后，IκB 被磷酸化而与 NF-κB 解离。二聚体 NF-κB 进入细胞核内，与靶基因中特定的 κB 序列结合，调节基因的表达[172]。NF-κB 可以调节 150 多种基因(如：MMPs、细胞因子、黏附分子、转录因子及生长因子等)的转录，这一功能使其在生理过程(如：免疫、修复、细胞增殖、细胞凋亡和发育等)的调控中发挥重要作用[173]。然而 NF-κB 的异常激活将会诱发多种疾病，如：慢性伤口、RA、哮喘、癌症以及神经退行性疾病等[174]。因此，NF-κB 逐渐成为多种相关疾病的治疗靶点。目前研究者设计了多种 NF-κB 生物和生化抑制剂，它们可以阻断激活 NF-κB 的信号途径或者抑制 NF-κB 与靶基因序列的结合，如：异黄酮、吲哚三甲醇、姜黄素、脱氢环氧甲基醌霉素(DHMEQ)、阿司匹林及 Bay11-7082 等[173]。

Tang 等[175]的研究发现 NF-κB 信号分子介导了损伤性力学因子对 ACL 成纤维细胞中 MMP-2 表达和活性的调节作用。在此基础上，Wang 等[143]通过在体外模拟的关节腔微环境条件下加入 NF-κB 信号通路抑制剂 Bay11-7082 刺激 ACL 成纤维细胞，发现细胞中 MMP-2 活性降低。这表明 NF-κB 信号通路是调节 ACL 成纤维细胞中 MMP-2 产生的一条主要途径。然而在体外模拟的关节腔微环境条件下 NF-κB 信号通路是否也参与了滑膜成纤维细胞中 MMP-2 的表达还不清楚。本章实验结果发现在体外模拟的关节腔微环境条件下(即对滑膜细胞进行力学损伤和 TGF-β_1 刺激)，NF-κB 信号通路抑制剂 Bay11-7082 和 Bay11-7085 显著降低了 MMP-2 活性。此结果表明 NF-κB 介导了力学加载与 TGF-β_1 对滑膜成纤维细胞中 MMP-2 的表达及活性的调节，为提高交叉韧带的修复提供理论参考。

当然，必须强调本章实验并不代表交叉韧带损伤后的真实生理环境。交叉韧带损伤后不仅炎症因子和生长因子是所要考虑的微环境因素，另一个微环境因素，低氧对于研究韧带愈合也具有重要意义。组织损伤以后，由于血管破裂以及肉芽组织中免疫细胞和实质细胞的高密度和高活性引起的氧大量损耗，从而造成伤口处于低氧环境[176]。先前研究报道低氧促进了 ACL 成纤维细胞中 MMP-2 的分泌以及酶原形式 MMP-2 向活性 MMP-2 的转变[143]。由此可以推测低氧作为一个微环境因素可能也会调节滑膜成纤维细胞中 LOXs 和 MMPs 表达以及 MMP-2 活性。

本章实验指出滑膜在交叉韧带愈合过程中所担任的关节腔微环境调控作用，其作用的发挥受到了力因子和生长因子两种微环境因素的调节。此外，实验发现 NF-κB 信号分子介导了力-生长因子对滑膜成纤维细胞中 MMP-2 的调节。这一结果为以后交叉韧带的临床治疗提供了强有力的理论依据。

5.6 本章小结

本章实验将损伤性力学加载与生长因子 TGF-β_1 结合来模拟体内交叉韧带受伤后真实的微环境，以此为基础研究力-化学因子对滑膜成纤维细胞中 LOXs 和 MMP-1、MMP-2、MMP-3 基因表达以及 MMP-2 活性的影响。得到以下结果：

(1)不同浓度(1ng/mL、5ng/mL、10ng/mL、20ng/mL)的 TGF-β_1 上调了滑膜成纤维细胞中 LOXs 的表达，其中 LOXL-3 和 LOXL-4 分别以浓度依赖性方式下降和上升；同样，不同浓度(1ng/mL、5ng/mL、10ng/mL、20ng/mL)的 TGF-β_1 也上调了滑膜成纤维细胞中 MMP-1、MMP-2、MMP-3 的表达水平，其中 MMP-1 和 MMP-3 分别以浓度依赖性方式上升和下降。

(2)5ng/mL TGF-β_1 上调了正常滑膜成纤维细胞中 LOXs 的表达，其中 LOXL-2 和 LOXL-3 的表达量以时间依赖性方式上升；同样，5ng/mL TGF-β_1 也上调了正常滑膜成纤维细胞中 MMP-1、MMP-2、MMP-3 的表达，其中 MMP-2 和 MMP-3 的表达量以时间依赖性方式增加。这一结果说明 TGF-β_1 对组织愈合有一定的促进作用。

(3)损伤性力学加载与 TGF-β_1 共同作用，促进了滑膜成纤维细胞中 LOXs(除 LOXL-1 外)的表达；同样，在损伤性力学加载与 TGF-β_1 的共同作用下，滑膜成纤维细胞中 MMP-1、MMP-2、MMP-3 仍然继续上调，其表达量远远高于 TGF-β_1 单独对 MMP-1、MMP-2、MMP-3 的作用，并且超过了 LOXs 的上调程度。

(4)损伤性力学加载与 TGF-β_1 结合，以时间依赖性方式大大促进了滑膜成纤维细胞中 MMP-2 的蛋白表达和活性，明显超过了力因子单独对 MMP-2 的作用。

(5)鉴于以上结果，从信号通路入手寻找能够调节 MMP-2 活性的信号分子对开发 MMP-2 抑制剂具有深远意义。于是本实验在体外模拟的关节腔微环境下(损伤性力学加载与 TGF-β_1)，加入 NF-κB 信号通路抑制剂 Bay11-7082 和 Bay11-7085 后，发现 MMP-2 的活性显著降低。

以上实验结果表明，相对于 LOXs，滑膜成纤维细胞中 MMPs 更高的表达造成交叉韧带细胞外基质合成与降解的失衡，使细胞外基质更易于降解，这可能是交叉韧带无法愈合的主要原因之一。说明受损交叉韧带无法愈合不仅与其自身因素有关，还与韧带损伤后关节腔内微环境的改变有关，其中滑膜对于关节腔内微环境的改变起着重要的调控作用，并且这种调控作用受到了力因子和生长因子的影响。因此，在研究交叉韧带愈合与修复的过程中，滑膜组织的作用不容忽视。此外，实验结果还指出 NF-κB 信号分子介导了力-生长因子对滑膜成纤维细胞中 MMP-2 的调节。这一结果说明通过信号通路干扰 MMPs 表达来改善关节腔微环境对于提高交叉韧带愈合能力具有重要意义。

第6章　共培养下后交叉韧带成纤维细胞中LOXs的基因表达情况

6.1　引言

前几部分实验通过对滑膜成纤维细胞的单独培养指出滑膜以关节腔内微环境调控者的身份参与了交叉韧带的愈合。无论在生理还是在病理条件下，膝关节内交叉韧带功能的发挥是无法独自实行的，需要组织之间的协调作用。膝关节内交叉韧带表面包裹着一层薄的滑膜组织，其需要的营养主要由滑膜提供。为了更真实地模拟体内微环境，本部分选取PCL细胞，使之与滑膜细胞进行共培养，直接研究滑膜成纤维细胞对PCL细胞中LOXs表达的调节作用，从而进一步探讨滑膜的关节腔微环境调控作用。

6.2　实验材料、仪器与试剂

6.2.1　实验材料

医用手术器械(镊子、眼科剪)	江阴滨江医疗制备厂
医用脱脂棉球	江苏惠利生物科技有限公司
烧杯、玻璃滴管、容量瓶	重庆医药化玻有限公司
细胞培养瓶(细胞生长面积分别为 $25cm^2$、$75cm^2$)	美国Corning公司
冻存管	美国Corning公司
移液管	重庆医药化玻有限公司
Transwell	美国Corning公司

6.2.2　实验仪器

超声波清洗器	昆山市超声仪器有限公司
恒温水浴箱	江苏省金坛市医疗仪器厂
Milli Q Plus超级纯水仪	美国Millipore公司
CO_2恒温培养箱	美国Thermo Forma公司
高压灭菌锅	重庆创新多维计量有限公司

电子天平	上海恒平科学仪器有限公司
磁力搅拌器	江苏省金坛市医疗仪器厂
电子 pH 酸度计	美国 Bio-Rad 公司
超净工作台	苏州空气净化设备公司
注射器	重庆海韵生物技术公司
普通冰箱	中科美菱低温科技有限责任公司
超低温(-80℃)冰箱	美国 Thermo Forma 公司
倒置显微镜	日本奥林巴斯公司
移液枪	德国 Eppendorf 公司
液氮罐	美国 Thermo Fisher 科技公司
离心机	德国 Eppendorf 公司
小型台式涡旋仪	美国 Bio-Rad 公司
常规 PCR 扩增仪	美国 Bio-Rad 公司
定量 Real-Time PCR	美国 Bio-Rad 公司

6.2.3 实验试剂

高糖 DMEM 干粉培养基	美国 Gibco 公司
$NaHCO_3$	重庆吉元化学试剂有限公司
L-谷氨酰胺	美国 Sigma 公司
胎牛血清	美国 HyClone 公司
胰蛋白酶粉剂	美国 HyClone 公司
医用酒精	重庆医药化玻有限公司
二甲基亚砜	美国 Sigma 公司
青霉素与链霉素(双抗)	北京鼎国生物有限公司
PBS 缓冲液	北京中杉金桥生物技术公司
高纯总 RNA 快速提取试剂盒	北京百泰克生物技术公司
反转录 cDNA 试剂盒	美国 Fermentas 公司
引物	上海生物工程技术服务有限公司 上海英俊公司
反转录酶	美国 Fermentas 公司
DEPC 水	北京天根生化科技有限公司
PCR MasterMix(2×)	美国 Fermentas 公司
SYBRGreen PCR 扩增试剂盒	Takara 宝生物工程有限公司(大连)
Tris-HCl	美国 Sigma 公司

6.2.4　实验试剂的配制

（1）50×TAE 贮存液：称 242g Tris-HCl，37.2g EDTA（pH=8.0）溶于加有 800mL 双蒸水的烧杯中，然后用量筒量取 57.1mL 乙酸加入烧杯混匀，接着将混匀的溶液倒入容量瓶中，将 3 次润洗烧杯的双蒸水一并倒入容量瓶，最后定容至刻度线。

（2）1×TAE：将配好的 50×TAE 贮存液用双蒸水按 1∶49 比例稀释为 1×TAE。

6.3　实验方法

6.3.1　细胞培养

原代培养的第 4~5 代 PCL 细胞以 1×10^5 cells/cm^2 接种于六孔板中，滑膜细胞以 1×10^5 cells/cm^2 接种于 Tanswell 中（如图 6.1 所示）。然后置于体积分数 5% CO_2、37℃细胞孵箱中培养 12 h 后换液，待细胞贴壁以后，换为体积分数 2%胎牛血清的 DMEM 饥饿细胞 12~16h 使其达到均一化。接着换为体积分数 1%胎牛血清的 DMEM，同时将接种有滑膜细胞的 Tanswell 套入接种有 PCL 细胞的六孔板中共培养，6h 以后提取 PCL 细胞中的总 RNA 进行实验。

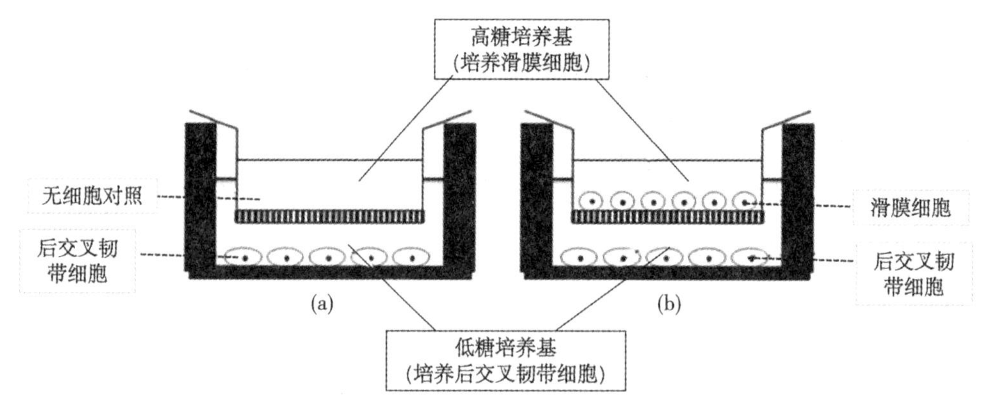

（a）对照组，即在 Tanswell 中不接种滑膜成纤维细胞，只含有高糖培养液；（b）处理组

图 6.1　PCL 细胞和滑膜成纤维细胞共培养体系示意图

6.3.2　半定量聚合酶链式反应

（1）PCL 细胞中总 RNA 的提取。基本步骤参照第 2 章实验方法部分。

（2）cDNA 合成。基本步骤参照第 2 章实验方法部分。

（3）常规 PCR 反应。采用 PCR 试剂盒（MBI），每个小 EP 管中的反应总体积为 25μL。

PCR的反应体系如下：

2×PCR MasterMix	12.5μL
DEPC-treated water	9.5μL
cDNA	1μL
Forward Primer	1μL
Reverse Primer	1μL

(4)给每个EP管上好样后，将其放入PCR热循环仪中进行相应基因扩增。反应条件如下：

$$95℃\ 5min\ 1cycle \longrightarrow \left.\begin{matrix} 94℃ & 30s \\ 55\sim60℃ & 30s \\ 72℃ & 30s \end{matrix}\right\} \longrightarrow 35cycles\quad 72℃\ 10min$$

(5)琼脂糖凝胶电泳

①配制足量的电泳缓冲液1×TAE，用来配制凝胶和灌满电泳槽。配制凝胶和电泳液使用同一批缓冲液。

②装配好电泳槽和凝胶板，在凝胶板上放置好梳子。梳齿的位置在托盘底面上0.5~1.0mm，这样琼脂糖浇灌到托盘时将形成符合要求的加样孔。

③准确称取0.9g琼脂糖粉末，将其倒入含有量筒量取的45mL 1×TAE的锥形瓶中，摇匀后放入微波炉加热至熔化。

④待熔化的凝胶稍稍冷却后，加入6μL溴化乙锭，轻轻旋转充分混匀。

⑤将混匀后的凝胶溶液慢慢倒入凝胶板，室温下凝结30~45min后，拔出梳子，放入电泳槽中。

⑥向电泳槽中加入电泳缓冲液1×TAE，使液面没过凝胶大约2mm。

⑦用微量移液器将PCR产物(PCR MasterMix含有染料，后面不需要加)分别加到凝胶的加样孔内。

⑧盖上电泳槽盖，接好电极插头。调节电压至110V。如果电极插头连接正确，阳极与阴极之间会由于电解作用产生气泡，而且溴酚蓝会从加样孔迁移进入胶体内。当溴酚蓝迁移到胶的2/3处时可停止电泳。

⑨取出凝胶放置于凝胶成像系统中观测并照相。

6.3.3 Real-Time PCR

方法见第2章2.3.4节。

6.3.4 统计学处理

运用SPSS 13.0统计软件对所得数据进行单因素方差分析，各组实验数据显著性水平

临界值为 $p=0.05$。

6.4　实验结果

6.4.1　与滑膜细胞共培养下，常规 PCR 反应出的 LOXs 基因家族在 PCL 成纤维细胞中的表达

用半定量进行各个基因扩增后，得到 LOXs 基因家族在 PCL 成纤维细胞中的表达情况，如图 6.2 所示。

由图可知，在磷酸甘油醛脱氢酶(GAPDH)表达相对稳定的情况下，和单层培养(对照组)相比，与滑膜成纤维细胞共培养条件下的 PCL 细胞中 LOXs 基因的表达量明显增高，如图 6.2 所示。

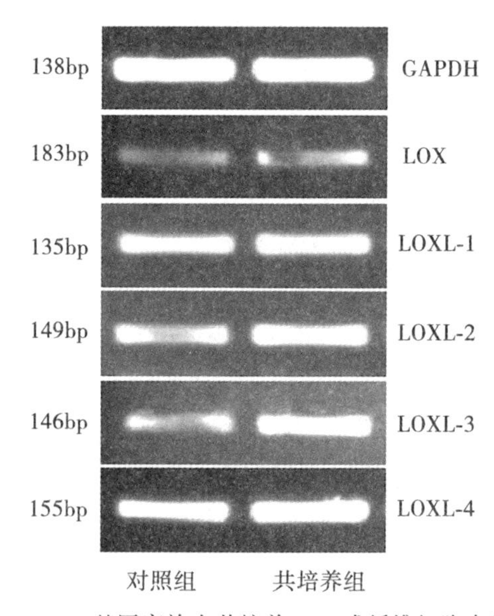

图 6.2　LOXs 基因家族在共培养 PCL 成纤维细胞中的表达

6.4.2　与滑膜细胞共培养下，定量 PCR 反应出的 LOXs 基因家族在 PCL 成纤维细胞中的表达

如图 6.3 所示，从定量 PCR 的实验结果看出，虽然方法不同，但 LOXs 的变化与图 6.2 常规 PCR 的结果基本一致，也就是说在单培养与共培养两种不同的培养环境下，PCL 细胞所表达的 LOXs 存在明显差异。与单培养比较，当与滑膜细胞共培养 6h 后，PCL 细胞中 LOX、LOXL-2 和 LOXL-4 的表达水平增加了 1.1 倍，LOXL-1 和 LOXL-3 的表达水平分别增加了 1.4 倍和 1.3 倍。

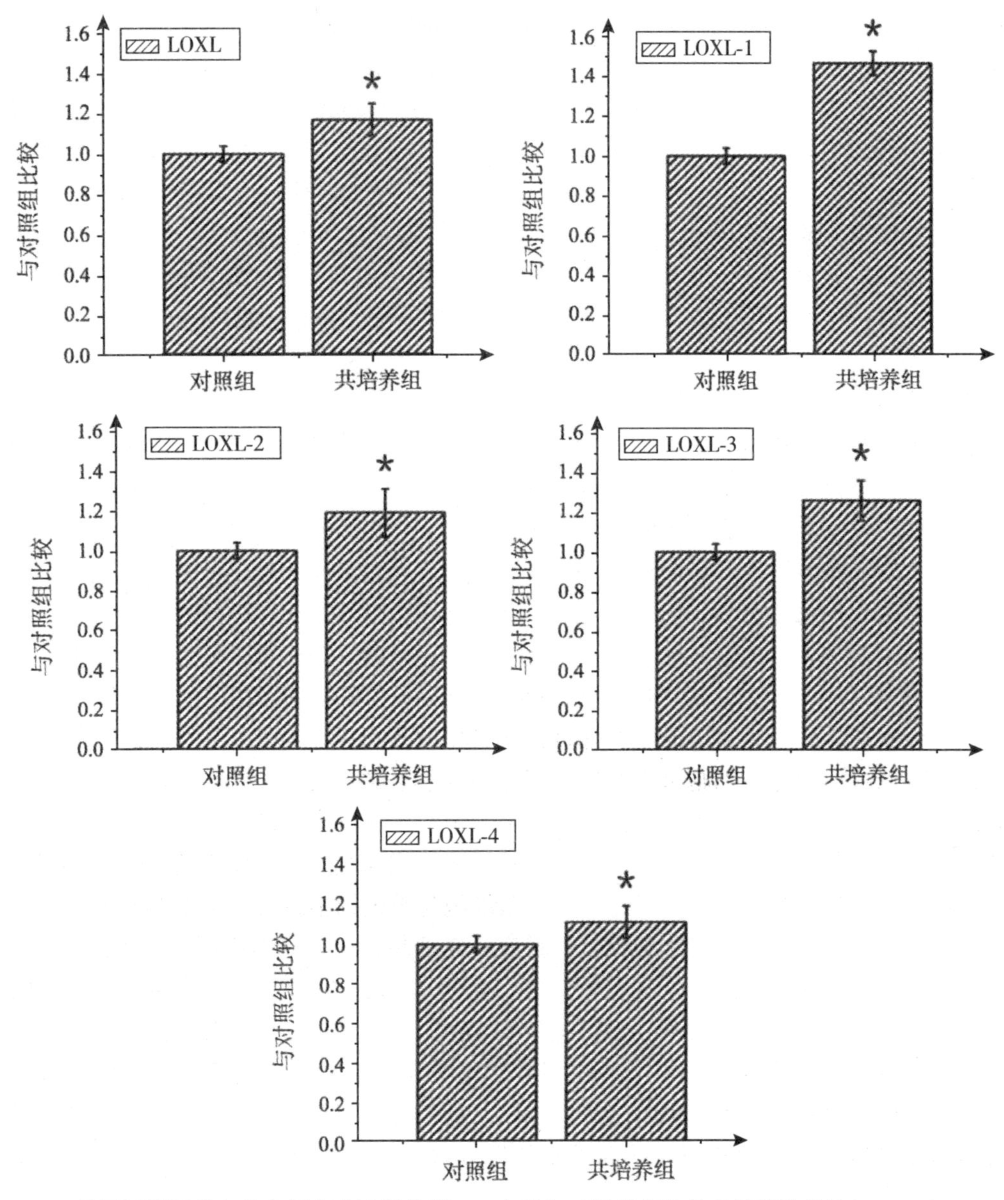

数据用单因素方差分析方法进行分析。* 表示与对照组相比具有显著性差异($p<0.05$)

图 6.3　定量 PCR 显示的共培养 PCL 细胞中 LOXs 基因表达

6.5　分析与讨论

在力学因素与化学因素的共同刺激下，与 MCL 成纤维细胞相比，ACL 成纤维细胞中 LOXs 的低表达以及 MMPs 的高表达破坏了受损 ACL 重塑过程中细胞外基质合成与降解的平衡，被认为是造成 ACL 无法自我修复的原因之一[14-17]。这可能也是 PCL 受损后无法自我修复的一个原因。已有动物实验进一步发现，对交叉韧带产生降解作用的 MMPs 除了部分来自其自身，还有部分来自关节内其他组织(如 PCL、滑膜组织、半月板和关节软骨)，其中滑膜组织作用最显著，并提出了滑膜在关节腔内的微环境调控作用[18]。在此基础上，本书第 2、3、4、5 章在细胞水平上进一步说明滑膜作为微环境调节者参与了交叉韧带的愈合，指出在研究膝关节交叉韧带损伤与修复过程中滑膜组织的作用是不能忽视的。

为了更真实地模拟体内微环境，本部分选取 PCL 细胞，使之与滑膜细胞建立共培养体系，直接研究滑膜细胞对 PCL 细胞的调节作用，从而为交叉韧带的愈合提供理论依据。共培养指在同一培养体系下培养两种或者两种以上的细胞类型的培养方法，此方法能够最大限度模拟体内的微环境，维持体内的形状，有利于研究细胞之间的交流在调节细胞功能中的作用[177]。

细胞共培养主要有如下几种方法：

①混合共培养，指将不同细胞混合后接种于同一环境中进行培养，并研究细胞之间的相互作用。但该方法难以对细胞进行分离观察。

②微载体共培养，指将一种细胞培养于微载体上，另一种细胞培养于培养皿中，然后将贴附有细胞的微载体加入培养皿，一段时间后观察两种类型细胞间的相互作用。但该方法共培养时间不能超过 4h，主要为了防止细胞从微载体迁移进入培养皿。

③Transwell 小室共培养，这种培养套皿装置的底层放了一张透明、通透性的膜，主要由聚碳酸酯(Polycarbonate，PC)和聚酯(Polyester，PET)材料制成，膜孔径大小有 0.4μm、3μm 和 5μm 等多种(根据细胞直径或者实验类型选择)。可溶性物质能够自由穿过膜，因此培养在膜上的细胞可以和培养皿中的细胞发生相互作用[178]。这一装置由于自身优点已广泛应用。张树鹰等[179]运用 Transwell 小室实现了成骨样细胞和骨髓基质干细胞的共培养，并证实了成骨样细胞定向诱导骨髓基质干细胞向成骨细胞分化的可行性。Proudfoot 等[180]通过 Transwell 小室建立平滑肌细胞与单核细胞或者巨噬细胞培养体系，指出单核细胞或巨噬细胞对平滑肌细胞生长具有一定抑制作用，从而论证了巨噬细胞对动脉粥样硬化斑块的稳定性具有一定副作用。同样，本实验选用 Transwell 小室建立后交叉韧带成纤维细胞与滑膜细胞共培养体系，初步研究滑膜成纤维细胞对 PCL 的调控作用。

与 PCL 细胞单培养组相比，与滑膜细胞共培养条件下的 PCL 细胞中 LOXs 的表达明显升高。我们的结论是，PCL 细胞与滑膜细胞之间的相互交流影响了 LOXs 的表达，并且进一步指出滑膜在 PCL 损伤修复中的重要作用。这些结果可以为后续探索交叉韧带损伤修复的机理及治疗方法提供理论依据。

6.6　本章小结

本书前几部分实验通过对滑膜成纤维细胞进行单培养间接说明了滑膜在交叉韧带愈合过程中的微环境调控作用。交叉韧带在体内由滑膜包裹，为了更真实地模拟体内微环境，本章实验选取 PCL 成纤维细胞，与滑膜成纤维细胞建立共培养体系，研究共培养环境下，滑膜成纤维细胞对 PCL 成纤维细胞的直接性调节作用。得到以下结果：

(1)半定量 PCR 实验结果发现，与单培养(对照组)相比，共培养条件下的 PCL 成纤维细胞中 LOXs 基因的表达量明显增高。

(2)定量 PCR 实验结果与半定量 PCR 实验结果一致。

以上结果表明滑膜与 PCL 之间有交流，并且再次指出滑膜以微环境调控者的身份参与了交叉韧带的愈合。

第7章　结论与展望

7.1　主要结论

本书结合生物力学、细胞生物学和分子生物学等研究理论和研究方法，以先前的动物实验为基础，进一步在细胞水平上研究力学加载、炎症因子(TNF-α 和 IL-1β)、生长因子($TGF-\beta_1$)对滑膜成纤维细胞中赖氨酰氧化酶家族(LOXs)和基质金属蛋白酶家族成员(MMP-1、MMP-2、MMP-3)的表达及对 MMP-2 活性的影响，并运用共培养技术研究了后交叉韧带(PCL)成纤维细胞中 LOXs 的表达。其研究结果表明滑膜以关节腔微环境调控者的身份参与了交叉韧带的愈合过程，并且滑膜调控作用的发挥受到了力、炎症因子以及生长因子等微环境因素的调节。以上结果表明在研究交叉韧带愈合方面，滑膜所起的作用是不能忽视的，为今后临床治疗提供了强有力的理论依据。

7.1.1　力学加载对滑膜成纤维细胞中 LOXs 和 MMPs 表达的影响

滑膜成纤维细胞受力的 1~3h 里，LOXs 的表达呈现机械强度依赖性增加，即 12%损伤性力学拉伸对 LOXs 的促进作用强于 6%生理学力学拉伸对 LOXs 的促进作用，然而到第 6 个小时的时候，12%力学拉伸抑制了 LOXs(除 LOXL-2)的表达，6%力学拉伸仍然使 LOXs 的表达处于上调状态。对于 MMPs，在滑膜成纤维细胞受力的 6 个小时里，其表达量始终呈现机械强度依赖性增加。总的研究结果表明，在损伤性力学刺激下滑膜成纤维细胞中 LOXs 和 MMPs 表达的失衡造成滑液中交叉韧带细胞外基质合成与降解的失衡，是交叉韧带无法愈合的重要原因之一。说明受损交叉韧带无法愈合不仅与其自身因素有关，还与韧带损伤后关节腔内微环境的改变有关，其中滑膜对于关节腔内微环境的改变起着重要的调控作用。因此，在研究交叉韧带愈合过程中，滑膜的作用是不能忽视的。

7.1.2　TNF-α 和 IL-1β 对滑膜成纤维细胞中 LOXs 和 MMPs 的表达及 MMP-2 活性的影响

(1)不同浓度(1ng/mL、5ng/mL、10ng/mL、20ng/mL)TNF-α 抑制了滑膜成纤维细胞中 LOXs 的基因表达，其中对 LOX 和 LOXL-3 表达量的抑制作用呈现浓度依赖性，却促进了 MMP-1、MMP-2、MMP-3 的基因表达及 MMP-2 的活性，且 MMP-3 的基因表达和 MMP-2 的活性具有显著浓度依赖性；不同浓度(1ng/mL、5ng/mL、10ng/mL、20ng/mL)的 IL-1β促进了滑膜成纤维细胞中 LOX、LOXL-1 和LOXL-4的表达，对于LOXL-2和LOXL-3，1ng/mL IL-1β 虽然促进了它们的表达，但 5ng/mL IL-1β 却又抑制了它们的表达，之后随着 IL-1β 浓度的增加，LOXL-2 和 LOXL-3 的表达量逐渐上升到对照组水平以上。同样，各个浓度(1ng/mL、5ng/mL、10ng/mL、20ng/mL)IL-1β 也上调了 MMP-1、MMP-2、MMP-3 的表达及 MMP-2 的活性，其中 MMP-2 的基因表达和活性呈浓度依赖性上调。

(2)10ng/mL TNF-α 抑制了滑膜成纤维细胞中 LOXs 的表达，却促进了 MMP-1、MMP-2、MMP-3 的表达以及 MMP-2 的活性，且 MMP-2 的活性变化具有时间依赖性；10ng/mL IL-1β 上调了滑膜成纤维细胞中 LOX、LOXL-1 和 LOXL-3 的表达量，其中 LOX 的表达变化呈现时间依赖性，但下调了 LOXL-2 和 LOXL-4 的表达水平。与 TNF-α 的作用形式一样，10ng/mL IL-1β 同样上调了滑膜成纤维细胞中 MMP-1、MMP-2、MMP-3 的表达以及 MMP-2 的活性，且 MMP-2 的基因表达和活性变化具有时间依赖性。

(3)TNF-α 与 IL-1β 的结合抑制了滑膜成纤维细胞中所有 LOXs 成员的表达，却以协同作用大大促进了 MMP-1、MMP-2、MMP-3 的表达及 MMP-2 的活性，并且 MMP-2 的基因表达和活性变化呈时间依赖性增加。

研究结果表明在炎症环境下，滑膜成纤维细胞中表达失衡的 LOXs 和 MMPs 两种酶分泌进入关节液内，破坏了关节液中受损交叉韧带细胞外基质合成与降解的平衡，使其趋向于降解状态，这可能是交叉韧带难以愈合的一个重要原因。说明受损交叉韧带无法愈合不仅与其自身因素有关，还与韧带损伤后关节腔内微环境改变有关，其中滑膜对于关节腔内微环境改变起着重要的调控作用，并且这种调控作用受到了炎症因子的影响。因此，在研究交叉韧带愈合与修复过程中，滑膜组织的作用不容忽视。

7.1.3 损伤性力学加载和 TNF-α 对滑膜成纤维细胞中 LOXs 和 MMPs 的表达及 MMP-2 活性的影响

为了更真实地模拟受损交叉韧带体内微环境，将力学加载与炎症因子相结合来研究对滑膜成纤维细胞的调节作用。

(1)与浓度大小为 10ng/mL TNF-α 相似，5ng/mL TNF-α 仍然对滑膜成纤维细胞中 LOXs 的表达具有抑制作用，对 MMP-1、MMP-2、MMP-3 的表达具有促进作用。这说明滑膜成纤维细胞对炎症因子 TNF-α 具有很强的敏感性。

(2)在滑膜成纤维细胞受到损伤性机械加载的第 1h、2h、3h 里，细胞中 LOXs 的表达表现出上调趋势，当加入 5ng/mL TNF-α 后，LOXs 的表达量虽然还在对照组水平以上，但远远低于力学加载单独对 LOXs 的作用。在力学加载与 TNF-α 共同作用 6h 后，滑膜成纤维细胞中 LOXs 表达量降至对照组水平以下。这一现象更表明了 TNF-α 对滑膜细胞中 LOXs 的抑制作用，以及高浓度 TNF-α 不利于交叉韧带的愈合。

(3)损伤性力学加载和 TNF-α 以协同作用方式促进了滑膜成纤维细胞中 MMP-1、MMP-2、MMP-3 的基因表达以及 MMP-2 的活性。在机械损伤情况下，TNF-α 对滑膜成纤维细胞中 MMP-2 活性的促进作用远大于机械拉伸单独对滑膜细胞中 MMP-2 活性的促进作用，这一现象说明 TNF-α 对滑膜成纤维中 MMP-2 的活性也具有促进作用。

(4)细胞迁移是组织修复过程中的一个重要环节，它影响着组织修复效率的快慢。本章实验结果发现 TNF-α 抑制了滑膜成纤维细胞的迁移。

实验结果指出，滑膜成纤维细胞中两种表达失衡的酶 LOXs 和 MMPs 分泌进入滑液，造成关节液中交叉韧带细胞外基质合成与降解的失衡，使细胞外基质更易于降解，这可能是交叉韧带无法愈合的主要原因之一。说明受损交叉韧带无法愈合不仅与其自身因素有关，还与韧带损伤后关节腔内微环境改变有关，其中滑膜对于关节腔内微环境改变起着重要的调控作用，并且这种调控作用受到力因子和炎症因子的影响。因此，在研究交叉韧带愈合与修复过程中，滑膜组织的作用不容忽视。基于以上结论，通过调节滑膜中 LOXs 和 MMPs 的表达和活性来改善关节腔微环境对于提高交叉韧带愈合能力具有重要意义。

7.1.4　损伤性力学加载和 TGF-β_1 对滑膜成纤维细胞中 LOXs 和 MMPs 的表达及 MMP-2 活性的影响

将损伤性力学加载与生长因子 TGF-β_1 结合来模拟体内交叉韧带受伤后真实的微环境，以此为基础研究力-化学因子对滑膜成纤维细胞中 LOXs 和 MMP-1、MMP-2、MMP-3 基因表达以及 MMP-2 活性的影响。

(1)不同浓度(1ng/mL、5ng/mL、10ng/mL、20ng/mL)TGF-β_1 上调了滑膜成纤维细胞中 LOXs 的表达，其中 LOXL-3 和 LOXL-4 的基因水平分别以浓度依赖性方式下降和上升；同样，不同浓度(1ng/mL、5ng/mL、10ng/mL、20ng/mL)TGF-β_1 也上调了滑膜成纤维细胞中 MMP-1、MMP-2、MMP-3 的表达水平，其中 MMP-1 和 MMP-3 分别以浓度依赖性方式上升和下降。

(2)5ng/mL TGF-β_1 上调了正常滑膜成纤维细胞中 LOXs 的表达，其中 LOXL-2 和 LOXL-3 的表达量以时间依赖性方式上升；同样，5ng/mL TGF-β_1 也上调了正常滑膜成纤维细胞中 MMP-1、MMP-2、MMP-3 的表达，其中 MMP-2 和 MMP-3 的表达量以时间依赖性方式增加。这一结果说明 TGF-β_1 对组织愈合有一定的促进作用。

(3)损伤性力学加载与 TGF-β_1 共同作用，促进了滑膜成纤维细胞中 LOXs(除 LOXL-1 外)的表达；同样，在损伤性力学加载与 TGF-β_1 共同作用下，滑膜成纤维细胞中 MMP-1、MMP-2、MMP-3 仍然继续上调，其表达量远远高于 TGF-β_1 单独对 MMP-1、MMP-2、MMP-3 的作用，并且超过了 LOXs 的上调程度。

(4)损伤性力学加载与 TGF-β_1 结合，以时间依赖性方式大大促进了滑膜成纤维细胞中 MMP-2 的活性，明显超过了力因子单独对 MMP-2 的作用。

以上实验结果指出，相对于 LOXs，滑膜成纤维细胞中 MMPs 更高的表达造成交叉韧带细胞外基质合成与降解的失衡，使细胞外基质更易于降解，这可能是交叉韧带无法愈合的主要原因之一。说明受损交叉韧带无法愈合不仅与其自身因素有关，还与韧带损伤后关节腔内微环境改变有关，其中滑膜对于关节腔内微环境改变起着重要的调控作用，并且这种调控作用受到了力因子和生长因子的影响。因此，在研究交叉韧带愈合与修复过程中，滑膜组织的作用不容忽视。

7.1.5　NF-κB 信号通路参与力学加载和 TGF-β_1 对 MMP-2 活性的调节过程

从信号通路入手寻找能够调节 MMP-2 活性的信号分子对开发 MMP-2 抑制剂具有深远意义。于是本实验在体外模拟的关节腔微环境下(损伤性力学加载与 TGF-β_1)加入 NF-κB 信号通路抑制剂 Bay11-7082 和 Bay11-7085 后，发现 MMP-2 的活性显著降低。实验结果表明，NF-κB信号分子参与了力-生长因子对滑膜成纤维细胞中MMP-2的调节。以此为参照，寻找更多的对MMP-2活性具有调节作用的信号通路抑制剂，为临床治疗交叉韧带愈合提供理论依据。

7.1.6　共培养下后交叉韧带成纤维细胞中LOXs的基因表达情况

本书前几章实验通过对滑膜成纤维细胞进行单培养指出滑膜在交叉韧带愈合过程中的微环境调控作用。交叉韧带在体内由滑膜包裹，为了更真实地模拟体内微环境，本章实验选取PCL成纤维细胞，与滑膜成纤维细胞建立共培养体系，研究共培养环境下，滑膜成纤维细胞对PCL成纤维细胞直接性的调节作用，发现半定量PCR实验与定量PCR实验的结果一致表明，共培养条件下的PCL成纤维细胞中LOXs基因的表达量明显高于单培养条件下PCL成纤维细胞中LOXs表达水平。这一结果直接指出滑膜与PCL之间有交流，并且更加确信滑膜参与了交叉韧带的愈合。

7.2　后续研究工作展望

研究过程中，虽然获得了一些进展，但我们仍需做进一步的更深入更全面的探讨，今后工作如下：

(1)在介导力-化学因素对滑膜成纤维细胞中MMP-2活性调节的过程中，信号通路也许不止一条，因此下一步要筛选多种信号通路抑制剂，找出介导MMP-2活性调节的信号分子。

(2)在生理与病理状况下，滑膜不仅受到拉伸力，还受到另一种力学加载类型，即压缩力，所以下一步可以将压缩力与炎症因子和生长因子结合来模拟体内微环境，从而进一步研究力-化学因素对滑膜成纤维细胞中LOXs和MMPs的调节作用。

(3)组织损伤以后，由于血管破裂并且肉芽组织处免疫细胞密度和活性增高引起了氧消耗量的增加，从而导致伤口处于低氧状态。与其他微环境因素一样，低氧可能也作为一种微环境因素影响着交叉韧带的愈合。因此下一步实验将模拟低氧环境，并与其他微环境因素结合研究滑膜成纤维细胞中LOXs和MMPs的表达。

(4)在结缔组织(如韧带)重塑过程中，细胞外基质的降解不仅有MMPs的参与，其他一些蛋白酶也参与其中，如：半胱氨酸蛋白酶家族、丝氨酸蛋白酶家族和天冬氨酸蛋白酶家族。由于半胱氨酸蛋白酶家族对胶原有一定降解能力而引起组织修复研究者的广泛关注[181]。此外，尽管酸性磷酸酶(TRAP)不属于半胱氨酸蛋白酶家族，但能够降解Ⅰ型胶原并且在犬科动物韧带组织中被发现[182]。因此，可以推测这些蛋白酶很可能参与了人交叉韧带的愈合，因此下一步可以研究在各种微环境因素影响下上述几种蛋白酶在交叉韧带和滑膜成纤维细胞中的表达情况。

参考文献

[1]ODENSTEN M, GILLQUIST J. Functional anatomy of the anterior cruciate ligament and a rationale for reconstruction[J]. Journal of Bone and Joint Surgery-American Volume, 1985, 67: 257-262.

[2]SPINDLER K P, MURRAY M M, DETWILER K B, et al. The biomechanical response to doses of TGF-beta 2 in the healing rabbit medial collateral ligament [J]. Journal of Orthopaedic Research, 2003, 21: 245-249.

[3]FU F H, BENNETT C H, LATTERMANN, et al. Current trends in anterior cruciate ligament reconstruction[J]. American Journal of Sports Medicine, 1999, 27: 821-830.

[4]MARRALE J, MORRISSEY M C, HADDAD F S. A literature review of autograft and allograft anterior cruciate ligament reconstruction[J]. Knee Surgery Sports Traumatology Arthroscopy, 2007, 15: 690-704.

[5]WANG C J, CHAN Y S, WENG L H, et al. Comparison of autogenous and allogenous posterior cruciate ligament reconstructions of the knee[J]. Injury, 2004, 35: 1279-1285.

[6]NAGINENI C N, AMIEL D, GREEN M H, et al. Characterization of the intrinsic properties of the anterior cruciate and medial collateral ligament cells: an in vitro cell culture study[J]. Journal of Orthopaedic Research, 1992, 10: 465-475.

[7]SUNG K L, YANG L, WHITTEMORE D E, et al. The differential adhesion forces of anterior cruciate and medial collateral ligament fibroblasts: effects of tropomodulin, talin, vinculin, and alpha-actinin[J]. Proceedings of The National Academy of Sciences of the United States of America, 1996, 93: 9182-9187.

[8]WIIG M E, AMIEL D, IVARSSON M, et al. Type I procollagen gene expression in normal and early healing of the medial collateral and anterior cruciate ligaments in rabbits: an in situ hybridization study[J]. Journal of Orthopaedic Research, 1991, 9: 374-382.

[9]VISSE R, NAGASE H. Matrix metalloproteinases and tissue inhibitors of metalloproteinases structure, function, and biochemistry[J]. Circulation Research, 2003, 92: 827-839.

[10]MOLNAR J, FONG K S K, HE Q P, et al. Structural and functional diversity of lysyl oxidase and the LOX-like proteins [J]. Biochimica Et Biophysica Acta-Proteins and Proteomics, 2003, 1647: 220-224.

[11]张艳君, 蒋稼欢, 谢静, 等. 赖氨酰氧化酶与人类疾病[J]. 生物化学与生物物理进展, 2011, 38: 389-399.

[12]VATER C A, HARRIS E D, SIEGEL R C. Native cross-links in collagen fibrils induce

resistance to human synovial collagenase[J]. Biochemical Journal, 1979, 181: 639-645.

[13]WANG Y Q, TANG Z Y, XUE R Y, et al. TGF-β_1 promoted MMP-2 mediated wound healing of anterior cruciate ligament fibroblasts through NF-κB [J]. Connective Tissue Research, 2011, 52: 218-225.

[14]ZHOU D, LEE H S, VILLARREAL F, et al. Differential MMP-2 activity of ligament cells under mechanical stretch injury: An in vitro study on human ACL and MCL fibroblasts[J]. Journal of Orthopaedic Research, 2005, 23: 949-957.

[15]XIE J, JIANG J H, ZHANG Y J, et al. Up-regulation expressions of lysyl oxidase family in anterior cruciate ligament and medial collateral ligament fibroblasts induced by transforming growth factor-beta 1[J]. International Orthopaedics, 2012, 36: 207-213.

[16]XIE J, JIANG J H, HUANG W, et al. TNF-α induced down-regulation of lysyl oxidase family in anterior cruciate ligament and medial collateral ligament fibroblasts[J]. Knee, 2014, 21: 47-53.

[17]XIE J, WANG C L, YIN L, et al. IL-1β influences on lysyl oxidases and matrix metalloproteinases profile of injured anterior cruciate ligament and medial collateral ligament fibroblasts[J]. International Orthopaedics, 2013, 37: 495-505.

[18]TANG Z Y, YANG L, WANG Y Q, et al. Contributions of different intraarticular tissues to the acute phase elevation of synovial fluid MMP-2 following rat ACL rupture[J]. Journal of Orthopaedic Research, 2009, 27: 243-248.

[19]AMIEL D, FRANK C, HARWOOD F, et al. Tendons and ligaments: a morphological and biochemical comparison[J]. Journal of Orthopaedic Research, 1983, 1: 257-265.

[20]AMIS A A, GUPTE C M, BULL A M J, et al. Anatomy of the posterior cruciate ligament and the meniscofemoral ligaments [J]. Knee Surgery Sports Traumatology Arthroscopy, 2006, 14: 257-263.

[21]IRIE K, UCHIYAMA E, IWASO H. Intraarticular inflammatory cytokines in acute anterior cruciate ligament injured knee[J]. Knee, 2003, 10: 93-96.

[22]PETERSEN W, TILLMANN B. Structure and vascularization of the cruciate ligaments of the human knee joint[J]. Anatomy and Embryology, 1999, 200: 325-334.

[23]MONACO J A L, LAWRENCE T. Acute wound healing: an overview[J]. Clinics in Plastic Surgery, 2003, 30: 1-12.

[24]MURRAY M M, SPINDLER K P, ABREU E, et al. Collagen-platelet rich plasma hydrogel enhances primary repair of the porcine anterior cruciate ligament[J]. Journal of Orthopaedic Research, 2007, 25: 81-91.

[25]LUCERO H A, KAGAN H M. Lysyl oxidase: an oxidative enzyme and effector of cell function[J]. Cellular and Molecular Life Sciences, 2006, 19-20: 2304-2316.

[26]THOMASSIN L, WERNECK C C, BROEKELMANN T J, et al. The pro-regions of lysyl oxidase and lysyl oxidase-like 1 are required for deposition onto elastic fibers[J]. Journal of Biological Chemistry, 2005, 280: 42848-42855.

[27] VORA S R, GUO Y, STEPHENS D N, et al. Characterization of recombinant lysyl oxidase propeptide[J]. Biochemistry, 2010, 49: 2962-2972.

[28] GUO Y, PISCHON N, PALAMAKUMBURA A H, et al. Intracellular distribution of the lysyl oxidase propeptide in osteoblastic cells[J]. American Journal of Physiology Cell Physiology, 2007, 292: C2095-2102.

[29] HORIGUCHI M, INOUE T, OHBAYASHI T, et al. Fibulin-4 conducts proper elastogenesis via interaction with cross-linking enzyme lysyl oxidase[J]. Proceedings of the National Academy of Sciences of the United States of America, 2009, 106: 19029-19034.

[30] PALAMAKUMBURA A H, JEAY S, GUO Y, et al. The Propeptide domain of lysyl oxidase Induces phenotypic reversion of ras-transformed Cells[J]. Journal of Biological Chemistry, 2004, 279: 40593-40600.

[31] PALAMAKUMBURA A H, VORA S R, NUGENT M A, et al. Lysyl oxidase propeptide inhibits prostate cancer cell growth by mechanisms that target FGF-2-cell binding and signaling[J]. Oncogene, 2009, 28: 3390-3400.

[32] HURTADO P A, VORA S, SUME S S, et al. Lysyl oxidase propeptide inhibits smooth muscle cell signaling and proliferation[J]. Biochemical & Biophysical Research Communications, 2008, 366: 156-161.

[33] RYVKIN F, GREENAWAY F T. A peptide model of the copper-binding region of lysyl oxidase[J]. Journal of Inorganic Biochemistry, 2004, 98: 1427-1435.

[34] AKAGAWA M, SUYAMA K. Characterization of a Model compound for the lysine tyrosylquinone cofactor of lysyl oxidase[J]. Biochemical and Biophysical Research Communications, 2001, 281: 193-199.

[35] HORNSTRA I K, BIRGE S, STARCHER B, et al. Lysyl oxidase is required for vascular and diaphragmatic development in mice[J]. Journal of Biological Chemistry, 2003, 278: 14387-14393.

[36] MÄKI J M, SORMUNEN R, LIPPO S, et al. Lysyl oxidase is essential for normal development and function of the respiratory system and for the integrity of elastic and collagen fibers in various tissues[J]. American Journal of Pathology, 2005, 167: 927-936.

[37] GANSNER J M, MENDELSOHN B A, HULTMAN K A, et al. Essential role of lysyl oxidases in notochord development[J]. Developmental Biology, 2007, 307: 202-213.

[38] REYNAUD C, BAAS D, GLEYZAL C, et al. Morpholino knockdown of lysyl oxidase impairs zebrafish development, and reflects some aspects of copper metabolism disorders [J]. Matrix Biology, 2008, 27: 547-560.

[39] SZAUTER K M, CAO T, BOYD C D, et al. Lysyl oxidase in development, aging and pathologies of the skin[J]. Pathologie Biologie, 2005, 53: 448-456.

[40] FUSHIDA-TAKEMURA H, FUKUDA M, MAEKAWA N, et al. Detection of lysyl oxidase gene expression in rat skin during wound healing[J]. Archives of Dermatological Research, 1996, 288: 7-10.

[41] HOU Y, MAO Z B, WEI X L, et al. The roles of TGF-β_1 gene transfer on collagen formation during Achilles tendon healing [J]. Biochemical and Biophysical Research Communication, 2009, 383: 235-239.

[42] OXLUND H, BARCKMAN, ØRTOFT G, et al. Reduced concentration of collagen cross links are associated with reduced strength of bone[J]. Bone, 1995, 17: 365-371.

[43] SAITO M, SHIRAISHI A, ITO M, et al. Comparison of effects of alfacalcidol and alendronate on mechanical properties and bone collagen cross-links of callus in the fracture repair rat model[J]. Bone, 2010, 46: 1170-1179.

[44] NAGAOKA H, MOCHIDA Y, ATSAWASUWAN P, et al. 1, 25 (OH)$_2$ D$_3$ regulates collagen quality in an osteoblastic cell culture system [J]. Biochemical & Biophysical Research Communications, 2008, 377: 674-678.

[45] MASSOVA I, KOTRA L P, FRIDMAN R, et al. Matrix metalloproteinases: structures, evolution, and diversification[J]. Faseb Journal Official Publication of the Federation of American Societies for Experimental Biology, 1998, 12: 1075-1095.

[46] CAWSTON T E, WILSON A J. Understanding the role of tissue degrading enzymes and their inhibitors in development and disease [J]. Best Practice & Research Clinical Rheumatology, 2006, 20: 983-1002.

[47] JANI M, TORDAI H, TREXLER M, et al. Hydroxamate-based peptide inhibitors of matrix metalloprotease 2[J]. Biochimie, 2005, 87: 385-392.

[48] SUBRAMANIAM K, PECH C M, STACEY M C, et al. Induction of MMP-1, MMP-3 and TIMP-1 in normal dermal fibroblasts by chronic venous leg ulcer wound fluid [J]. International Wound Journal, 2008, 5: 79-86.

[49] NGUYEN Q, MURPHY G, ROUGHLEY P J, et al. Degradation of proteoglycan aggregate by a cartilage metalloproteinase. Evidence for the involvement of stromelysin in the generation of link protein heterogeneity in situ[J]. Biochemical Journal, 1989, 259: 61-67.

[50] LOUIE S G, PARK B, YOON H. Biological response modifiers in the management of rheumatoid arthritis [J]. American Journal of Health-System Pharmacy, 2003, 60: 346-355.

[51] PETERSSON I F, JACOBSSON L T. Osteoarthritis of the peripheral joints[J]. Best Practice and Research Clinical Rheumatology, 2002, 16: 741-760.

[52] BRESNIHAN B. Pathogenesis of joint damage in rheumatoid arthritis [J]. Journal of Rheumatology, 1999, 26: 717-719.

[53] KURZ B, LEMKE A K, FAY J, et al. Pathomechanisms of cartilage destruction by mechanical injury[J]. Annals of Anatomy, 2005, 187: 473-485.

[54] MILLWARD-SADLER S J, WRIGHT M O, DAVIES L W, et al. Mechanotransduction via integrins and interleukin-4 results in altered aggrecan and matrix metalloproteinase 3 gene expression in normal, but not osteoarthritis, human articular chondrocytes[J]. Arthritis and Rheumatology, 2000, 43: 2091-2099.

[55]PELLETIER J P, MARTEL-PELLETIER J, ABRAMSON S B. Osteoarthritis, an inflammatory disease: potential implication for the selection of new therapeutic targets[J]. Arthritis and Rheumatology, 2001, 44: 1237-1247.

[56]KRENN V, HENSEL F, KIM H J, et al. Molecular IgV(H) analysis demonstrates highly somatic mutated B cells in synovialitis of osteoarthritis: a degenerative disease is associated with a specific, not locally generated immune response[J]. Laboratory investigation; a journal of technical methods and pathology, 1999, 79: 1377-1384.

[57]NAKAMURA H, YOSHINO S, KATO T, et al. T-cell mediated inflammatory pathway in osteoarthritis[J]. Osteoarthritis Cartilage, 1999, 7: 401-402.

[58]CARON J P, FERNANDES J C, MARTEL-PELLETIER J, et al. Chondroprotective effect of intraarticular injections of interleukin-1 receptor antagonist in experimental osteoarthritis. Suppression of collagenase-1 expression[J]. Arthritis and Rheumatology, 1996, 39: 1535-1544.

[59]FERNANDES J C, MARTEL-PELLETIER J, LASCAU-COMAN V, et al. Collagenase-1 and collagenase-3 synthesis in normal and early experimental osteoarthritic canine cartilage: an immunohistochemical study[J]. Journal of Rheumatology, 1998, 25: 1585-1594.

[60]MOLDOVAN F, PELLETIER J P, HAMBOR J, et al. Collagenase-3 (matrix metalloprotease 13) is preferentially localized in the deep layer of human arthritic cartilage in situ. In vitro mimicking effect by transforming growth factor β[J]. Arthritis and Rheumatism, 1997, 40(9): 1653-1661.

[61]MITCHELL P G, MAGNA H A, REEVES L M, et al. Cloning, expression, and type II collagenolytic activity of matrix metalloproteinase-13 from human osteoarthritic cartilage[J]. The Journal of Clinical Investigation, 1996, 97(3): 761-768.

[62]BONASSAR L J, FRANK E H, MURRAY J C, et al. Changes in cartilage composition and physical properties due to stromelysin degradation[J]. Arthritis and Rheumatism, 1995, 38(2): 173-183.

[63]SUZUKI K O, ENGHILD J J, MORODOMI T, et al. Mechanisms of activation of tissue procollagenase by matrix metalloproteinase 3 (stromelysin)[J]. Biochemistry, 1990, 29(44): 10261-10270.

[64]OGATA Y, ENGHILD J J, NAGASE H. Matrix metalloproteinase 3 (stromelysin) activates the precursor for the human matrix metalloproteinase 9[J]. Journal of Biological Chemistry, 1992, 267(6): 3581-3584.

[65]KNÄUPER V, WILHELM S M, SEPERACK P K, et al. Direct activation of human neutrophil procollagenase by recombinant stromelysin[J]. Biochemical Journal, 1993, 295(Pt 2): 581-586.

[66]PAP T, SHIGEYAMA Y, KUCHEN S, et al. Differential expression pattern of membrane-type matrix metalloproteinases in rheumatoid arthritis[J]. Arthritis and Rheumatism, 2000, 43(6): 1226-1232.

[67]HONDA S, MIGITA K, HIRAI Y, et al. Expression of membrane-type 1 matrix metalloproteinase in rheumatoid synovial cells[J]. Clinical and Experimental Immunology, 2001, 126(1): 131-126.

[68]KNÄUPER V, WILL H, LÓPEZ-OTIN C, et al. Cellular mechanisms for human procollagenase-3 (MMP-13) activation Evidence that MT1-MMP (MMP-14) and gelatinase a (MMP-2) are able to generate active enzyme[J]. Journal of Biological Chemistry, 1996, 271(29): 17124-17131.

[69]涂国刚, 黄惠明, 熊芳, 等. 基质金属蛋白酶抑制剂的研究进展[J]. 中国新药与临床杂志, 2008, 27(003): 219-226.

[70]李健, 柯金. 滑膜B型细胞体外培养和纯化分离的研究进展[J]. 国际口腔医学杂志, 2004, 31: 177-179.

[71]EDWARDS J C W. The synovium, in: JH Klippel, PA Dieppe, Eds. Rheumatology. Mosby: London, 1997, 5/6. 1-5/6. 8.

[72]MULLER-LADNER U, GAY RE, GAY S. Structure and function of synoviocytes, in: WJ Koopman, Ed. Arthritis and Allied conditions—A Textbook of Rheumatology, 14th ed. Philadelphis: Lippincott-Williams and Wilkins, 2001, 243-251.

[73]IEWANAGA T, SHIKICHI M, KITAMURA H, et al. Morphology and functional roles of synoviocytes in the joint[J]. Archives of Histology and Cytology, 2000, 63(1): 17-31.

[74]MULLER-LADNER U, KRIEGSMANN J, FRANKLIN B N, et al. Synovial fibroblasts of patients with rheumatoid arthritis attach to and invade normal human cartilage when engrafted into SCID mice[J]. American Journal of Pathology, 1996, 149(5): 1607-1615.

[75]ASAHARA H, FUJISAWA K, KOBATA T, et al. Direct evidence of high DNA binding activity of transcription factor AP-1 in rheumatoid arthritis synovium[J]. Arthritis and Rheumatism, 1997, 40(5): 912-918.

[76]VINCENTI V M P, COON C I, Brinckerhoff C E. Nuclear factor κB/p50 activates an element in the distal matrix metalloproteinase 1 promoter in interleukin-1β-stimulated synovial fibroblasts[J]. Arthritis and Rheumatism, 1998, 41(11): 1987-1994.

[77]YAMANISHI Y, BOYLE D L, ROSENGREN S, et al. Regional analysis of p53 mutations in rheumatoid arthritis synovium[J]. Proceedings of the National Academy Sciences of the United States of America, 2002, 99(15): 10025-10030.

[78]KULLMANN F, JUDEX M, NEUDECKER I, et al. Analysis of the p53 tumor suppressor gene in rheumatoid arthritis synovial fibroblasts[J]. Arthritis and Rheumatism, 1999, 42(8): 1594-1600.

[79]PAP T, FRANZ J K, HUMMEL K M, et al. Activation of synovial fibroblasts in rheumatoid arthritis: lack of expression of the tumour suppressor PTEN at sites of invasive growth and destruction[J]. Arthritis Research & Therapy, 2000, 2(1): 59-64.

[80]CRISTOFANO A D, KOTSI P, PENG Y F, et al. Impaired Fas response and autoimmunity in Pten$^{+/-}$ mice[J]. Science, 1999, 285(5436): 2122-2125.

[81] PERLMAN H, GEORGANAS C, PAGLIARI L J, et al. Bcl-2 expression in synovial fibroblasts is essential for maintaining mitochondrial homeostasis and cell viability [J]. Journal of Immunology, 2000, 164(10): 5227-5235.

[82] LIU H, EKSARKO P, TEMKIN V, et al. Mcl-1 is essential for the survival of synovial fibroblasts in rheumatoid arthritis[J]. Journal of Immunology, 2005, 175(12): 8337-8345.

[83] OKURA T, GONG L, KAMITANI T, et al. Protection against Fas/APO-1-and tumor necrosis factor-mediated cell death by a novel protein, sentrin[J]. Journal of Immunology, 1996, 157(10): 4277-4281.

[84] FRANZ J K, PAP T, Hummel K M, et al. Expression of sentrin, a novel antiapoptotic molecule, at sites of synovial invasion in rheumatoid arthritis[J]. Arthritis and Rheumatism, 2000, 43(3): 599-607.

[85] RINALDI N, SCHWARZ-EYWILL M, WEIS D, et al. Increased expression of integrins on fibroblast-like synoviocytes from rheumatoid arthritis in vitro correlates with enhanced binding to extracellular matrix proteins[J]. Annals of the Rheumatic Diseases, 1997, 56 (1): 45-51.

[86] MULLER-LADNER U, ELICES M J, KRIEGSMANN J B, et al. Alternatively spliced CS-1 fibronectin isoform and its receptor VLA-4 in rheumatoid arthritis synovium[J]. Journal of Rheumatology, 1997, 24(10): 1873-1880.

[87] KEYSZER G, REDLICH A, HÄUPL T, et al. Differential expression of cathepsins B and L compared with matrix metalloproteinases and their respective inhibitors in rheumatoid arthritis and osteoarthritis: A parallel investigation by semiquantitative reverse transcriptase-polymerase chain reaction and immunohistochemistry[J]. Arthritis and Rheumatism, 2010, 41(8): 1378-1387.

[88] BRENTANO F, KYBURZ D, GAY S. Toll-like receptors and rheumatoid arthritis[J]. Methods in Molecular Biology, 2009, 517: 329-343.

[89] MARTEL-PELLETIER J. Pathophysiology of osteoarthritis [J]. Osteoarthritis Cartilage, 2004, 12: 31-33.

[90] 刘世清, 贺翎, 彭昊, 等. 秦皮对兔实验性骨关节炎的基质金属蛋白酶-1 和一氧化氮及前列腺素 E2 的作用[J]. 中国临床康复, 2005, 9(006): 150-152.

[91] 刘丽, 李乐乐, 何福明. 体外培养细胞的加力实验装置[J]. 细胞生物学杂志, 2003, 25(003): 157-160.

[92] LEUNG D Y M, GLAGOV S, MATHEWS M B. A new in vitro system for studying cell response to mechanical stimulation: different effects of cyclic stretching and agitation on smooth muscle cell biosynthesis[J]. Experimental Cell Research, 1977, 109(2): 285-298.

[93] IVES C L, ESKIN S G, MCINTIRE L V. Mechanical effects on endothelial cell morphology: in vitro assessment[J]. In Vitro Cellular & Developmental Biology, 1986, 22 (9): 500-507.

[94] RUSHTON N. The effect of strain on bone cell prostaglandin E_2 release: a new experimental

method[J]. Calcified Tissue International, 1990, 47(1): 35-39.

[95]NEIDLINGER-WILKE C, WILKE H J, CLAES L. Dynamic stretching of human osteoblasts: an experimental model for in vitro simulation of fracture gap micromotion[J]. Journal of Orthopaedic Research, 1994, 12(1): 70-78.

[96]BOTTLANG M, SIMNACHER M, SCHMITT H, et al. A cell strain system for small homogeneous strain applications [J]. Biomedizinische Technik/Biomedical Engineering, 1997, 42(11): 305-309.

[97]JONES D B, NOLTE H, SCHOLUBBERS J G, et al. Biochemical signal transduction of mechanical strain in osteoblast-like cells[J]. Biomaterials, 1991, 12(2): 101-110.

[98]唐丽灵，王远亮，谷俐，等. 不同应变水平拉伸对成骨细胞生理功能的影响[J]. 重庆大学学报，2003，26(3)：67-70.

[99]HASEGAWA S, SATO S, SAITO S, et al. Mechanical stretching increases the number of cultured bone cells synthesizing DNA and alters their pattern of protein synthesis [J]. Calcified Tissue International, 1985, 37(4): 431-436.

[100]VANDENBURGH H H. A computerized mechanical cell stimulator for tissue culture: effects on skeletal muscle organogenesis[J]. In Vitro Cellular & Developmental Biology, 1988, 24(7): 609-619.

[101]SOMA S, MATSUMOTO S, TAKANO-YAMAMOTO T. Enhancement by conditioned medium of stretched calvarial bone cells of the osteoclast-like cell formation induced by parathyroid hormone in mouse bone marrow cultures[J]. Archives of Oral Biology, 1997, 42(3): 205-211.

[102]BANES A J, GILBERT J, TAYLOR D, et al. A new vacuum-operated stress-providing instrument that applies static or variable duration cyclic tension or compression to cells in vitro[J]. Journal of Cell Science, 1985, 75(1): 35-42.

[103]邹淑娟，胡静. 机械张力对人成骨样细胞 TGF-β 表达的影响[J]. 现代口腔医学杂志，2002，16(3)：214-215.

[104]WINSTON F K, MACARAK E J, GORFIEN S F, et al. A system to reproduce and quantify the biomechanical environment of the cell[J]. Journal of Applied Physiology, 1989, 67(1): 397-405.

[105]BRIGHTON C T, STRAFFORD B, GROSS S B, et al. The proliferative and synthetic response of isolated calvarial bone cells of rats to cyclic biaxial mechanical strain[J]. Journal of Bone & Joint Surgery, 1991, 73(3): 320-331.

[106]WILLIAMS J L, CHEN J H, BELLOLI D M. Strain fields on cell stressing devices employing clamped circular elastic diaphragms as substrates[J]. Journal of Biomechanical Engineering, 1992, 114(3): 377-384.

[107]BALESTRINI J L, BILLIAR K L. Equibiaxial cyclic stretch stimulates fibroblasts to rapidly remodel fibrin[J]. Journal of Biomechanics, 2006, 39(16): 2983-2990.

[108]SCHAFFER J L, RIZEN M, L'ITALIEN G J, et al. Device for the application of a

dynamic biaxially uniform and isotropic strain to a flexible cell culture membrane[J]. Journal of Orthopaedic Research, 1994, 12(5): 709-719.

[109] HUNG C T, WILLIAMS J L. A method for inducing equi-biaxial and uniform strains in elastomeric membranes used as cell substrates[J]. Journal of Biomechanics, 1994, 27(2): 227-232.

[110] SOTOUDEH M, JALALI S, USAMI S. A strain device imposing dynamic and uniform equi-biaxial strain to cultured cells[J]. Annals of Biomedical Engineering, 1998, 26(2): 181-189.

[111] LEE A A, DELHAAS T L, WALDMAN L K, et al. An equibiaxial strain system for cultured cells[J]. American Journal of Physiology 1996, 271(4 Pt 1): 1400-1408.

[112] BRAY R C, LEONARD C A, SALO P T. Vascular physiology and long-term healing of partial ligament tears[J]. Journal of Orthopaedic Research, 2002, 20(5): 984-989.

[113] HILL C L, SEO G S, GALE D, et al. Cruciate ligament integrity in osteoarthritis of the knee[J]. Arthritis and Rheumatism, 2014, 52(3): 794-799.

[114] MARRALE J, MORRISSEY M C, HADDAD F S. A literature review of autograft and allograft anterior cruciate ligament reconstruction[J]. Knee Surgery Sports Traumatology Arthroscopy, 2007, 15(6): 690-704.

[115] 刘静. 人工合成材料在膝交叉韧带损伤修复中的应用[J]. 中国组织工程研究与临床康复, 2010, 14(8): 1451-1454.

[116] 魏海峰, 刘儒森. 膝关节后交叉韧带重建的研究进展[J]. 中国矫形外科杂志, 2004, 12(12): 934-935.

[117] AIGNER T, SACHSE A, GEBHARD P M, et al. Osteoarthritis: pathobiology—targets and ways for therapeutic intervention[J]. Advanced Drug Delivery Reviews, 2006, 58(2): 128-149.

[118] WANG Y, YANG L, ZHANG J, et al. Differential MMP-2 activity induced by mechanical compression and inflammatory factors in human synoviocytes[J]. Molecular and Cellular Biomechanics, 2010, 7(2): 105-114.

[119] WANG P, YANG L, YOU X, et al. Mechanical stretch regulates the expression of matrix metalloproteinase in rheumatoid arthritis fibroblast-like synoviocytes[J]. Connective Tissue Research, 2009, 50(2): 98-109.

[120] LEE A A, DELHAAS T, MCCULLOCH A D. Differential Responses of Adult Cardiac Fibroblasts to in vitro Biaxial Strain Patterns[J]. Journal of Molecular & Cellular Cardiology, 1999, 31(10): 1833-1843.

[121] HSIEH A H, TSAI M H, MA Q J, et al. Time-dependent increases in type-III collagen gene expression in medial collateral ligament fibroblasts under cyclic strains[J]. The Journal of Bone and Joint Surgery, 2000, 82(6): 220-227.

[122] HSIEH A H, SAH R L, SUNG K L. Biomechanical regulation of type I collagen gene expression in ACLs in organ culture[J]. Journal of Orthopaedic Research, 2002, 20(2):

325-331.

[123] FLEMING B C, BEYNNON B D. In vivo measurement of ligament/tendon strains and forces: a review[J]. Annals of Biomedical Engineering, 2004, 32(3): 318-328.

[124] ASUNDIK R, REMPEL D M. Cyclic loading inhibits expression of MMP-3 but not MMP-1 in an in vitro rabbit flexor tendon model[J]. Clinical Biomechanics, 2008, 23(1): 117-121.

[125] YOKOTA H, GOLDRING M B, SUN H B. CITED2-mediated regulation of MMP-1 and MMP-13 in human chondrocytes under flow shear[J]. Journal of Biological Chemistry, 2003, 278(47): 47275-47280.

[126] SUN H B, YOKOTA H. Messenger-RNA expression of matrix metalloproteinases, tissue inhibitors of metalloproteinases, and transcription factors in rheumatic synovial cells under mechanical stimuli[J]. Bone, 2001, 28(3): 303-309.

[127] LAFYATIS R, REMMERS E F, ROBERTS A B, et al. Anchorage-independent growth of synoviocytes from arthritic and normal joints. Stimulation by exogenous platelet-derived growth factor and inhibition by transforming growth factor-beta and retinoids[J]. Journal of Clinical Investigation, 1989, 83(4): 1267-1276.

[128] FIRESTEIN G S, YEO M, ZVAIFLER N J. Apoptosis in rheumatoid arthritis synovium [J]. Journal of Clinical Investigation, 1995, 96(3): 1631-1638.

[129] GRIMBACHER B, AICHER W K, PETER H H, et al. Measurement of transcription factor c-fos and EGR-1 mRNA transcription levels in synovial tissue by quantitative RT-PCR[J]. Rheumatology International, 1997, 17(3): 109-112.

[130] BRESHEARS L A, COOK J L, STOKER A M, et al. The effect of uniaxial cyclic tensile load on gene expression in canine cranial cruciate ligamentocytes[J]. Veterinary Surgery, 2010, 39(4): 433-443.

[131] DAS R H J, JAHR H, VERHAAR J A N, et al. In vitro expansion affects the response of chondrocytes to mechanical stimulation[J]. Osteoarthritis and Cartilage, 2008, 16(3): 385-391.

[132] SPINDLER K P, CLARK S W, NANNEY L B, et al. Expression of collagen and matrix metalloproteinases in ruptured human anterior cruciate ligament: an in situ hybridization study[J]. Journal of Orthopaedic Research, 1996, 14(6): 857-861.

[133] KERRIGAN J J, MANSELL J P, SANDY J R. Matrix turnover[J]. Journal of Orthodontics, 2000, 27(3): 227-233.

[134] FISHER J F, MOBASHERY S. Recent advances in MMP inhibitor design[J]. Cancer and Metastasis Reviews, 2006, 25(1): 115-136.

[135] ARNOCZKY S P, LAVAGNINO M, EGERBACHER M, et al. Matrix metalloproteinase inhibitors prevent a decrease in the mechanical properties of stress-deprived tendons an In vitro experimental study[J]. The American Journal of Sports Medicine, 2007, 35(5): 763-769.

[136]YAN C, BOYD D D. Regulation of matrix metalloproteinase gene expression[J]. Journal of Cellular Physiology, 2007, 211(1): 19-26.

[137]LIACINI A, SYLVESTER J, LI W Q, et al. Inhibition of interleukin-1-stimulated MAP kinases, activating protein-1 (AP-1) and nuclear factor kappa B (NF-κB) transcription factors down-regulates matrix metalloproteinase gene expression in articular chondrocytes [J]. Matrix Biology, 2002, 21(3): 251-262.

[138]REUNANEN N, LI S P, AHONEN M, et al. Activation of p38α MAPK enhances collagenase-1 (matrix metalloproteinase (MMP)-1) and stromelysin-1 (MMP-3) expression by mRNA stabilization[J]. Journal of Biological Chemistry, 2002, 277(35): 32360-32368.

[139]DESROSIERS E A, YAHIA L H, RIVARD C H. Proliferative and matrix synthesis response of canine anterior cruciate ligament fibroblasts submitted to combined growth factors[J]. Journal of Orthopaedic Research, 1996, 14(2): 200-208.

[140]WITKOWSKI J, YANG L, WOOD D J, et al. Migration and healing of ligament cells under inflammatory conditions[J]. Journal of Orthopaedic Research, 1997, 15(2): 269-277.

[141]GREENWEL P, TANAKA S, PENKOV D, et al. Tumor necrosis factor alpha inhibits type I collagen synthesis through repressive CCAAT/enhancer-binding proteins[J]. Molecular and Cellular Biology, 2000, 20(3): 912-918.

[142]MURAKAMIH, SHINOMIYA N, KIKUCHI T, et al. Upregulated expression of inducible nitric oxide synthase plays a key role in early apoptosis after anterior cruciate ligament injury[J]. Journal of Orthopaedic Research, 2006, 24(7): 1521-1534.

[143]WANG Y, TANG Z, XUE R, et al. Combined effects of TNF-α, IL-1β, and HIF-1α on MMP-2 production in ACL fibroblasts under mechanical stretch: an in vitro study[J]. Journal of Orthopaedic Research, 2011, 29(7): 1008-1014.

[144]陈方军，叶丽，胡伟，等．青藤碱对佐剂性关节炎大鼠炎症免疫功能的影响[J]．广州中医药大学学报，2008，25(005)：421-424.

[145]MARTIN P. Wound healing—aiming for perfect skin regeneration[J]. Science, 1997, 276(4): 75-81.

[146]SOLLER J T, MURUA-ESCOBAR H, WILLENBROCK S, et al. Comparison of the human and canine cytokines IL-1(α/β) and TNF-α to orthologous other mammalians[J]. Journal of Heredity, 2007, 98: 485-490.

[147]WERNER S, GROSE R. Regulation of wound healing by growth factors and cytokines[J]. Physiological Reviews, 2003, 83(3): 835-870.

[148]GIOVINE F, NUKI G, DUFF G W. Tumour necrosis factor in synovial exudates[J]. Annals of the Rheumatic Diseases, 1988, 47(9): 768-772.

[149]CAMERON M L, FU F H, PAESSLER H H, et al. Synovial fluid cytokine concentrations as possible prognostic indicators in the ACL-deficient knee[J]. Knee Surgery Sports

Traumatology Arthroscopy, 1994, 2(1): 38-44.

[150] RODRÍGUEZ D, MORRISON C J, OVERALL C M. Matrix metalloproteinases: what do they not do? New substrates and biological roles identified by murine models and proteomics[J]. Biochimica et Biophysica Acta (BBA)-Molecular Cell Research, 2010, 1803(1): 39-54.

[151] TRACKMAN P C, GRAHAM R J, BITTNER H K, et al. Inflammation-associated lysyl oxidase protein expression in vivo, and modulation by FGF-2 plus IGF-1 [J]. Histochemistry & Cell Biology, 1998, 110(1): 9-14.

[152] CENIZO V, ANDRÉ V, REYMERMIER C, et al. LOXL as a target to increase the elastin content in adult skin: a dill extract induces the LOXL gene expression[J]. Experimental Dermatology, 2006, 15(8): 574-581.

[153] ROY R, POLGAR P, WANG Y Y, et al. Regulation of lysyl oxidase and cyclooxygenase expression in human lung fibroblast: interaction among TGF-beta, IL-1 beta, and prostaglandin[J]. Journal of Cellular Biochemistry, 1996, 62(3): 411-417.

[154] CHAMBERLAIN C S, LEIFERMAN E M, FRISCH K E, et al. The influence of interleukin-4 on ligament healing[J]. Wound Repair and Regeneration, 2011, 19(3): 426-435.

[155] HAWWA R L, HOKENSON M A, WANG Y, et al. IL-10 inhibits inflammatory cytokines released by fetal mouse lung fibroblasts exposed to mechanical stretch [J]. Pediatric Pulmonology, 2011, 46(7): 640-649.

[156] HANNUM C H, WILCOX C J, AREND W P, et al. Interleukin-1 receptor antagonist activity of a human interleukin-1 inhibitor[J]. Nature, 1990, 343(6256): 336-340.

[157] SYMONS J A, EASTGATE J A, DUFF G W. A soluble binding protein specific for interleukin 1β is produced by activated mononuclear cells[J]. Cytokine, 1990, 2(3): 190-198.

[158] ENGELMANN H, ADERKA D, RUBINSTEIN M, et al. A tumor necrosis factor-binding protein purified to homogeneity from human urine protects cells from tumor necrosis factor toxicity[J]. Journal of Biological Chemistry, 1989, 264(20): 11974-11980.

[159] 孙巍，林珩，花芳，等．治疗性抗体：炎性免疫性疾病治疗的新选择[J]．药学学报，2012，47(10)：1306-1316.

[160] TRENGOVE N J, STACEY M C, MACAULEY S, et al. Analysis of the acute and chronic wound environments: the role of proteases and their inhibitors[J]. Wound Repair and Regeneration, 1999, 7(6): 442-452.

[161] MIGITA K, EGUCHI K, KAWABE Y, et al. TNF-α-mediated expression of membrane-type matrix metalloproteinase in rheumatoid synovial fibroblasts[J]. Immunology, 1996, 89: 553-557.

[162] KELLY E A, JARJOUR N N. Role of matrix metalloproteinases in asthma[J]. Current Opinion in Pulmonary Medicine, 2003, 9(1): 28-33.

[163]KIM M S, KIM Y K, CHO K H, et al. Regulation of type I procollagen and MMP-1 expression after single or repeated exposure to infrared radiation in human skin[J]. Mechanisms of Ageing & Development, 2006, 127(12): 875-882.

[164] ANITUA E, SÁNCHEZ M, MARIA D, et al. Relationship between investigative biomarkers and radiographic grading in patients with knee osteoarthritis[J]. International Journal of Rheumatology, 2009, 2009(5): 747432-747435.

[165]SCHLAAK J F, PFERS I, BUSCHENFELDE K H M Z, et al. Different cytokine profiles in the synovial fluid of patients with osteoarthritis, rheumatoid arthritis and seronegative spondylarthropathies[J]. Clinical & Experimental Rheumatology, 1996, 14(2): 155-162.

[166]刘纯杰，张兆山．转化生长因子 β 的生物学特性、功能及其临床应用前景[J]. 生物技术通讯，2001，12(4)：297-299.

[167]吴学玲，王先酉．转化生长因子 β 的研究进展[J]. 南华大学学报·医学版，2002，30(2)：179-180.

[168]AMIEL D, NAGINENI C N, CHOI S H, et al. Intrinsic properties of ACL and MCL cells and their responses to growth factors[J]. Medicine & Science in Sports & Exercise, 1995, 27(6): 844-851.

[169]PEPPER M S, VASSALLI J D, ORCI L, et al. Biphasic effect of transforming growth factor-β_1 on in vitro angiogenesis[J]. Experimental Cell Research, 1993, 204(2): 356-363.

[170]FERES-FILHO E J, CHOI Y J, HAN X, et al. Pre-and Post-translational Regulation of Lysyl Oxidase by Transforming Growth Factor-beta1 in Osteoblastic MC3T3-E1 Cells[J]. Journal of Biological Chemistry, 1995, 270(51): 30797-30803.

[171]KIM D J, LEE D C, YANG S J, et al. Lysyl oxidase like 4, a novel target gene of TGF-β_1 signaling, can negatively regulate TGF-β_1-induced cell motility in PLC/PRF/5 hepatoma cells[J]. Biochemical and Biophysical Research Communications, 2008, 373(4): 521-527.

[172]DOLCET X, LIOBETD, PALLARES J, et al. NF-κB in development and progression of human cancer[J]. Virchows Archiv, 2005, 446(5): 475-482.

[173]刘明，丁庆军，梁统．类风湿性关节炎潜在的治疗靶点——NF-κB[J]. 细胞与分子免疫学杂志，2008，24(006)：651-653.

[174]HAN Z, BOYLE D L, MANNING A M, et al. AP-1 and NF-κB regulation in rheumatoid arthritis and murine collagen-induced arthritis[J]. Autoimmunity, 1998, 28(4): 197-208.

[175]TANG Z, YANG L, XUE R, et al. Differential expression of matrix metalloproteinases and tissue inhibitors of metalloproteinases in anterior cruciate ligament and medial collateral ligament fibroblasts after a mechanical injury: Involvement of the p65 subunit of NF-κB[J]. Wound Repair and Regeneration, 2009, 17(5): 709-716.

[176]TANDARA A A, MUSTOE T A. Oxygen in wound healing—more than a nutrient[J]. World Journal of Surgery, 2004, 28(3): 294-300.

[177] SAUNDERS K B, D'AMORE P A. An in vitro model for cell-cell interactions[J]. In Vitro Cellular & Developmental Biology, 1992, 28(7-8): 521-528.

[178] 邓跃毅, 陈以平, 张志刚. 贴壁细胞共培养的一种方法[J]. 中华病理学杂志, 1999, 28(004): 298-299.

[179] 张树鹰, 段大波, 张力, 等. Transwell 小室环境下兔成骨样细胞与骨髓基质干细胞的共培养及成骨分化[J]. 中国组织工程研究, 2012, 16(19): 3438-3441.

[180] PROUDFOOT D, FITZSIMMONS C, TORZEWSKI J, et al. Inhibition of human arterial smooth muscle cell growth by human monocyte/macrophages: a co-culture study [J]. Atherosclerosis, 1999, 145(1): 157-165.

[181] HOUW S, LI Z, GORDON R E, et al. Cathepsin K is a critical protease in synovial fibroblast-mediated collagen degradation[J]. The American Journal of Pathology, 2001, 159(6): 2167-2177.

[182] MUIR P, DANOVA N A, ARGYLE D J, et al. Collagenolytic protease expression in cranial cruciate ligament and stifle synovial fluid in dogs with cranial cruciate ligament rupture[J]. Veterinary Surgery, 2010, 34(5): 482-490.

附录　部分英文缩写词简表

英文缩写	英文全称	中文名称
ACL	anterior cruciate ligament	前交叉韧带
PCL	posterior cruciate ligament	后交叉韧带
MCL	medial collateral ligament	内侧副韧带
MMPs	matrix metalloproteinases	基质金属蛋白酶
TIMPs	tissue inhibitor of metalloproteases	基质金属蛋白酶抑制剂
LOXs	lysyl oxidases	赖氨酰氧化酶
PP	propeptide	前肽
SRCR	scavenger receptor cysteine rich domain	清道夫受体半胱氨酸富集区
LTQ	lysine tyrosylquinone	赖氨酸酪氨酰醌残基
CRL	cytokine receptor-like domain	细胞因子受体区域
IDPs	inherently disordered proteins	自身紊乱蛋白
EPR	electron paramagnetic resonance	电子顺磁共振
CD	circular dichroism	圆二色光谱
OP	osteoporosis	骨质疏松症
OM	osteomalacia	骨质软化症
MLS	macrophage-like synovial cells	巨噬样滑膜细胞
FLS	fibroblast-like synovial cells	滑膜成纤维细胞
RA	rheumatoid arthritis	类风湿性关节炎
OA	osteoarthritis	骨性关节炎
FBS	fetal bovine serum	胎牛血清
DMEM	dulbecco's modified eagle medium	基础培养基
DMSO	dimethylsulfoxide	二甲基亚砜
TNF-α	tumor necrosis factor-alpha	肿瘤坏死因子
IL-1α，1β	interleukin-1α，1 β	白介素-1α，1 β
TGF-β_1	transform growth factor-beta1	转化生长因子